Santé nature au quotidien
Guide pratique

Françoise Arménio

Introduction

L'être humain, en tant qu'élément intrinsèque de la nature, dispose depuis toujours des végétaux et des minéraux pour se maintenir en bonne santé.

Déjà, les hommes préhistoriques utilisaient les plantes pour se nourrir. Chasseurs-cueilleurs, ils ne disposaient de rien d'autre que le gibier capturé et les végétaux récoltés pour apporter à leur corps les nutriments nécessaires au bon fonctionnement des organes.

Parfois, il leur arrivait aussi de s'empoisonner.

Au fil du temps, ils ont pu observer les effets des plantes sur leur organisme, différencier celles qui leur faisaient du bien de celles qui leur causaient des maladies.

Beaucoup plus récemment, avec l'évolution de la chimie, les chercheurs se sont inspirés des molécules extraites de plantes pour mettre au point les médicaments utilisés aujourd'hui en médecine allopathique.

Toutefois, les bienfaits des médicaments issus de la chimie sont souvent accompagnés d'effets indésirables et secondaires parfois plus dommageables que l'affection qu'ils sont censés soigner.

Depuis quelques années, suite à des scandales liés à l'utilisation de certains produits, on se tourne à nouveau vers des remèdes naturels qui ont fait leurs preuves, des remèdes ancestraux, voire millénaires.

Il est tout de même important de préciser que les médecines naturelles ne sont pas forcément des médecines douces. L'aromathérapie, par exemple, doit être employée avec précautions, car les huiles essentielles sont très concentrées et, mal utilisées, elles peuvent avoir des effets néfastes sur la santé.

Par ailleurs, l'objectif de cet ouvrage n'est pas de discréditer les médecins, puisqu'ils sont les seuls à pouvoir diagnostiquer de façon sûre les pathologies et qu'un diagnostic médical est nécessaire avant le choix d'un traitement, quel qu'il soit.

A mon sens, les médecines naturelles peuvent tout à fait compléter voire accompagner des traitements allopathiques ou s'y substituer parfois. Les médecines naturelles sont nombreuses et variées. J'ai choisi d'aborder celles qui utilisent les plantes, mon domaine de prédilection.

Ce livre a pour mission de mieux faire connaître les différentes thérapies naturelles à base de plantes, les plantes elles-mêmes ainsi que leurs utilisations.

Des fiches recettes sont disponibles dans la deuxième partie de l'ouvrage.

Quant à la troisième partie, elle contient un lexique et un tableau récapitulant les plantes abordées dans les différents chapitres ainsi que leurs noms scientifiques, élément essentiel pour ne pas se tromper d'espèce.

Chapitre I - Les thérapies naturelles à base de plantes

a. L'aromathérapie

Les huiles essentielles sont généralement obtenues par distillation à la vapeur d'eau de plantes médicinales. Les agrumes quant à eux subissent une pression à froid de leur écorce, on parle alors d'essences.

Elles peuvent être utilisées

- en usage interne, par voie orale sur un support (sucre, cuillère de miel, mie de pain, pastille neutre, etc.), ou par voie sublinguale directement sous la langue,

- en usage externe en application sur la peau ou en massage, diluées ou non dans une huile végétale ou du gel d'aloe vera,

- en bain aromatique avec un dispersant pour leur permettre de se répandre dans l'eau,

- en fumigation à l'aide d'un diffuseur ...

... et même en cuisine

L'utilisation des huiles essentielles et des essences d'agrumes s'accompagne de quelques précautions :

Certaines plantes sont photo-sensibilisantes. Il ne faut pas s'exposer au soleil après une utilisation par voie cutanée. C'est le cas de toutes les essences d'agrumes telles que le citron, l'orange, la mandarine, la bergamote, etc.

Certaines huiles essentielles sont dermocaustiques, c'est-à-dire qu'elles attaquent la peau. Elles ne doivent pas être utilisées en application cutanée.

C'est le cas de la sarriette des montagnes, du clou de girofle, etc. Quelques unes d'entre elles peuvent toutefois être utilisées diluées dans une huile végétale (germe de blé, amande douce, olive, etc.). C'est le cas de la bergamote, du citron, de la marjolaine, etc.

Certaines huiles ne doivent pas être diffusées, car elles peuvent être neurotoxiques.

C'est le cas de l'eucalyptus globuleux. La menthe poivrée ne doit pas être diffusée dans une pièce où dort une personne, car cela peut déclencher des convulsions. Dans tous les cas, la diffusion ne doit pas être continue.

En règle générale, les huiles essentielles ne doivent pas être administrées aux enfants de moins de 6 ans. Quelques-unes peuvent être utilisées à partir de 3 ans.

C'est le cas de l'eucalyptus radié.

Sauf exception, les huiles essentielles sont déconseillées pendant la grossesse, interdites pendant les 3 premiers mois.

Les posologies doivent être respectées. 6 gouttes par jour maximum en usage interne, pour les adultes et les adolescents.

A forte dose, elles peuvent être toxiques du fait de leur concentration élevée en principes actifs.

Toutes les huiles essentielles ont des propriétés anti-infectieuses, mais elles peuvent aussi être assainissantes (eucalyptus radié en diffusion), antivirales (ravintsare), antibiotiques (ravintsare), antalgiques (clou de girofle, menthe poivrée), antispasmodiques (estragon, basilic), anti-inflammatoires (camomille romaine), décongestionnantes veineuses (cyprès de Provence), relaxantes (petit grain bigaradier, ylang-ylang), etc.

Elles peuvent être utilisées en prévention (ravensara avant une épidémie de grippe par exemple) ou en traitement de symptômes (gingembre pour les nausées, sauge sclarée pour les bouffées de chaleur de la ménopause, etc.), en traitement d'attaques virales ou bactériennes (ravintsare, eucalyptus radié, menthe poivrée et niaouli pour la grippe).

b. L'hydrolathérapie

L'hydrolat est le résultat de la distillation des plantes lorsque celles-ci sont distillées à la vapeur d'eau pour obtenir l'huile essentielle.

Alors que l'huile essentielle est extraite, il reste la vapeur d'eau remplie d'actifs. Il s'agit de l'hydrolat.

Pour une même plante, l'huile essentielle et l'hydrolat ont parfois les mêmes vertus. La plupart du temps, leurs vertus sont différentes, car l'huile essentielle contient les principes actifs liposolubles de la plante alors que l'hydrolat contient les actifs hydrosolubles.

L'hydrolat de camomille allemande par exemple est un antiallergique puissant alors que l'huile essentielle est anti-inflammatoire et antispasmodique.

Comme les hydrolats sont moins concentrés en actifs, ils peuvent être prescrits aux enfants et même aux nourrissons.

Les hydrolats sont souvent confondus avec les eaux florales, ce terme étant utilisé à la fois pour les hydrolats et pour les macérations de plantes dans de l'eau, beaucoup moins efficaces.

Les hydrolats peuvent être utilisés par voie interne pour soigner diverses affections, en cosmétique et en cuisine.

Contrairement à l'huile essentielle, l'hydrolat n'a pas de contre-indications.

Par contre, il est beaucoup plus fragile et sa durée de vie est beaucoup plus courte, quelques mois à deux ans maximum.

Il est recommandé de le conserver au réfrigérateur une fois le flacon entamé.

c. La phytothérapie

Certaines plantes médicinales, quelle que soit leur mode d'administration, sont très toxiques.

Elles ne doivent pas être administrées sans avis médical. C'est le cas de l'armoise, l'aconit, la belladone, la tanaisie, le datura, la digitale, etc.

D'autres ont des interactions avec les médicaments allopathiques.

Elles ne doivent donc pas être administrées sous peine de rendre les traitements allopathiques inefficaces. C'est le cas du millepertuis, l'échinacée, le ginkgo biloba, l'ail, etc.

Les plantes médicinales, quelle que soit leur forme d'utilisation, ont des propriétés diverses.

Elles agissent sur le système nerveux (camomille romaine, verveine, etc.), le système digestif (camomille romaine, mélisse, menthe verte, etc.), le système cardiovasculaire (aubépine, marronnier d'inde, etc.), le système urinaire (bruyère, busserole, etc.), le système respiratoire (thym, pin, etc.)...

Les plantes médicinales sont couramment disponibles dans le commerce, que ce soit dans les pharmacies ou les boutiques bio, sous forme de gélules de poudre micronisée, de comprimés, de teintures mères, de triturations, d'infusions en sachets ou en vrac, etc.

La phytothérapie est très efficace en traitement de fond, car son action est relativement lente.

d. **La gemmothérapie**

Le mot gemmothérapie vient du mot latin « *gemmae* » signifiant bourgeon ou pierre précieuse et du mot grec « *therapeia* » qui veut dire « soin ».

La gemmothérapie est donc une forme de soin à base de bourgeons de plantes mais aussi de jeunes pousses et de radicelles.

La gemmothérapie est une branche de la phytothérapie.

Les bourgeons contiennent toute la puissance des végétaux qu'ils deviendront plus tard.

Afin de recueillir leurs principes actifs, les bourgeons de plantes sont mis à macérer dans un mélange d'eau, d'alcool et de glycérine, appelé macérât glycériné.

Contrairement aux huiles essentielles, les macérâts de bourgeons ne sont que très rarement contre-indiqués.

Il en existe également sans alcool et à diverses concentrations.

33 bourgeons sont régulièrement utilisés pour soigner diverses affections.

Ils agissent sur tous les systèmes de l'organisme (nerveux, sanguin, articulaire, etc.) ainsi que sur les allergies.

A l'instar de la phytothérapie, ils soignent la plupart des affections. Leur action est par contre beaucoup plus rapide.

Ils peuvent être administrés aux enfants.

e. **Les Fleurs de Bach**

Mises au point par le Dr Edward Bach, elles permettent de transformer les émotions négatives en émotions positives.

Selon le type de fleur, elles sont obtenues par différentes techniques :

- solarisation (la fleur est exposée au soleil pendant plusieurs heures avant d'être transformée en teinture-mère),
- ébullition (la fleur est mise à bouillir dans de l'eau avant d'être transformée en teinture-mère).

Il existe 38 fleurs différentes.

Elles sont classées selon différentes familles :

- Peurs : *Rock rose, Mimulus, Cherry plum, Aspen, Red chestnut* ;
- Incertitudes : *Cerato, Scleranthus, Gentian, Gorse, Hornbeam, Wild oat* ;
- Manque d'intérêt du présent : *Clematis, Honeysuckle, Wild rose, Olive, White chestnut, Mustard, Chestnut bud* ;
- Solitude : *Water violet, Impatiens, Heather* ;
- Hypersensibilité aux influences et aux idées des autres : *Holly, Walnut, Centaury, Agrimony* ;
- Découragement et désespoir : *Oak, Elm, Sweet chestnut, Crab apple, Larch, Pine, Willow, Star of Bethléem* ;
- Souci excessif du bien-être des autres : *Chicory, Vervain, Vine, Beech, Rock water*.

Elles peuvent être utilisées de façon ponctuelle ou en traitement de fond, par voie orale, diluées dans le bain, en massage ou en diffusion atmosphérique.

Le traitement d'urgence « *Rescue* » calme les angoisses et permet de faire face à des événements difficiles. Il existe sous plusieurs formes : spray, pastilles, gouttes, etc. Il contient 5 fleurs différentes.

f. Les élixirs floraux

Les hommes attribuent des pouvoirs aux fleurs depuis toujours. Le Dr Edward Bach a éveillé l'intérêt porté aux essences florales. Depuis ce jour, une multitude d'élixirs floraux ont été produits dans divers endroits de la planète. Leurs principales origines sont les États-Unis d'Amérique, l'Angleterre, le Canada, l'Australie, l'Inde, la France, les Pays-Bas, la Polynésie, Hawaï, etc.

Chaque fleur permet la fabrication d'une essence à usage spécifique, à l'instar des Fleurs de Bach. Les essences contiennent l'empreinte énergétique de la plante et plus particulièrement son énergie positive qu'elles transmettent aux personnes qui les absorbent.

Les élixirs floraux étaient déjà utilisés par les Egyptiens pour soigner de nombreuses maladies de manière holistique.

Les Aborigènes quant à eux, sont depuis toujours convaincus par le pouvoir des fleurs et ont à leur disposition une multitude de fleurs sauvages. Depuis les années 80, on trouve des élixirs floraux issus de la connaissance aborigène : les *Australian Bush Essences*.

Les élixirs floraux, en traitant les effets du stress et les mauvaises habitudes, permettent d'enclencher le processus d'auto-guérison et d'adaptation en transformant le négatif en positif.

Les essences florales peuvent être utilisées de différentes façons : par voie interne, par voie cutanée, en bains ou en pulvérisation autour de la personne et de son aura.

g. L'homéopathie

L'homéopathie a été mise au point selon le principe énoncé par Hippocrate « *les semblables guérissent les semblables* » par un médecin allemand, Samuel Hahnemann, à partir d'expériences menées sur lui-même puis sur d'autres personnes de son entourage dès 1792.

Cette médecine naturelle comporte des remèdes issus de végétaux mais pas seulement. On trouve aussi des remèdes d'origine animale (*Apis mellifica*, *Sepia officinalis*, etc.), minérale (*sulfur*, etc.) et issus d'autres substances.

L'homéopathie est une médecine énergétique et holistique. C'est-à-dire que chaque patient est unique, avec un terrain qui lui est propre. Une personne ne peut pas être soignée de la même façon qu'une autre. La totalité de l'individu est prise en compte pour mettre en place un traitement.

Ensuite, le principe actif est tellement dilué, qu'à partir de 9 CH, il n'est plus présent dans le remède. Sa force énergétique soigne le déséquilibre traité.

Trois principes sont à la base de l'homéopathie :

- l'infinitésimalité (recherche de la plus petite dose par dilution et dynamisation),

- la similitude (une substance capable de provoquer un ensemble de symptômes chez un individu est capable de guérir ces mêmes symptômes),

- la totalité (un homme est un tout, il doit être pris en compte dans sa totalité).

Les dilutions se font par 10 (DH) ou par 100 (CH). Plus le chiffre est élevé, plus la dilution est importante et plus le remède est efficace.

Chapitre II – Les monographies

Dans ce chapitre, vous trouverez 32 monographies de plantes. Grâce à elles, vous connaîtrez leurs différents noms communs et scientifiques, leurs propriétés ainsi que les affections qu'elles soignent.

Vous découvrirez également d'où elles viennent et depuis quand elles sont utilisées.

Des idées d'utilisations vous sont aussi proposées à la fin de chaque monographie.

1. L'achillée millefeuille	13. Le fenouil	25. L'oranger
2. L'aloès	14. Le framboisier	26. La reine des prés
3. L'angélique	15. La gaulthérie	27. Le romarin
4. Le basilic	16. Le genévrier	28. La ronce
5. La bourrache	17. Le gingembre	29. La sauge
6. La bruyère	18. Le giroflier	30. Le souci
7. La busserole	19. Le laurier	31. Le thym
8. La camomille	20. La lavande	32. La verveine
9. La carotte	21. La mélisse	
10. Le céleri	22. La menthe	
11. L'estragon	23. Le millepertuis	
12. L'eucalyptus	24. L'onagre	

1. L'achillée millefeuille

Nom scientifique : *Achillea millefolium*

Famille : Astéracées

Noms populaires : Herbe aux coupures, saigne-nez, herbe aux charpentiers, sourcil de Vénus, herbe aux militaires, herbe de St-Jean, herbe de St-Joseph, herbe aux cochers.

Habitat : Plante originaire d'Allemagne et d'Europe de l'Est. Elle pousse à l'état sauvage en France et en Amérique du Nord, dans les lieux incultes et rocailleux, les chemins et les prés. Elle aime le plein soleil ou la mi-ombre et supporte jusqu'à -15°C l'hiver.

Aspect : Plante herbacée rustique d'environ 80 centimètres. La tige est droite et ligneuse. Les feuilles sont nombreuses et très découpées. Les fleurs sont blanches à roses pâles, regroupées en ombelles. La floraison a lieu au cours de l'été et peut se poursuivre jusqu'en septembre.

Composition : L'achillée millefeuille contient des terpènes, du camphre, des tanins, des flavonoïdes, des alcaloïdes, de l'acide salicylique et de l'achilléine.

Parties utilisées : La plante entière. Les feuilles sont utilisées en infusion pour leur action antalgique, en particulier pour les douleurs des règles.

Historique : La légende dit qu'Achille, héros de l'Antiquité, s'en servit pour soigner les plaies et blessures lors de la guerre de Troie. C'est cette histoire qui lui a donné son nom d'achillée.

L'achillée millefeuille est utilisée depuis la préhistoire. D'ailleurs, du pollen d'achillée a été découvert dans une grotte où se trouve une sépulture néanderthalienne, prouvant son existence 50 000 ans auparavant.

Propriétés : L'achillée millefeuille active les reins, équilibre le système nerveux. Elle a des propriétés anti-inflammatoires, antiseptiques et toniques. L'huile essentielle est cicatrisante.

L'achillée régule les règles, le cycle et l'abondance des pertes, c'est un excellent sédatif utéro-ovarien. Elle est également antispasmodique, thermostatique, diurétique et vermifuge.

Indications : L'achillée millefeuille est utilisée pour soigner les névralgies, les rhumatismes, l'acné, la couperose.

Elle excelle pour venir à bout de tous les maux qui saignent tels que les hémorroïdes, les plaies, les règles trop abondantes, irrégulières ou absentes, les pertes blanches, les ulcères de jambes, les crevasses du mamelon. Elle soulage les troubles de la ménopause et du syndrome prémenstruel.
L'achillée utilisée comme antispasmodique, calme les spasmes des voies digestives et utérines, les convulsions. Enfin, elle aide à faire baisser la fièvre.

Contre-indications : L'huile essentielle d'achillée millefeuille est interdite aux bébés, aux enfants de moins de 6 ans et aux femmes enceintes pendant toute la grossesse car elle est neurotoxique et peut provoquer des fausses-couches.

Exemples d'utilisation :

- En cas de règles douloureuses ou de digestion difficile : plonger 30 à 50 g de sommités fleuries dans un litre d'eau bouillante et faire infuser 10 à 15 minutes. Boire 2 à 3 tasses à café par jour.
- En cas de crevasse du mamelon ou d'ulcères de jambes, appliquer directement un peu de suc de la plante fraîche sur la lésion.

2. L'aloès

Nom scientifique : *Aloe vera, aloe barbadensis*

Famille : Asphodelacées

Noms populaires : Aloès des barbades, aloi, laloé

Habitat : Plante originaire d'Afrique, elle pousse à l'état sauvage et est cultivée dans les régions chaudes, le Midi de la France et la Côte d'Azur.

Aspect : Plante succulente aux feuilles épaisses, charnues d'environ 60 centimètres et pourvues d'épines. Les feuilles forment une rosette dense d'où jaillit une hampe florale portant un long épi de fleurs d'un rouge orangé.

Composition : L'aloès contient des mucilages, de l'aloïne, des résines, des tanins. La pulpe est riche en acides aminés et en vitamines.

Parties utilisées : Les feuilles dont sont extraits le suc, le gel et la pulpe.

Historique : L'aloès était déjà utilisé il y a plus de 5 000 ans par les Assyriens et les Babyloniens. Les Egyptiens l'utilisaient comme purgatif.

L'aloès a été rapporté en Europe par Alexandre le Grand.

Propriétés : Le suc d'aloès est à la fois purgatif et tonique. Il est également emménagogue.

Le gel est un cicatrisant exceptionnel et un très bon hydratant de l'épiderme et des cheveux.

La pulpe est antibactérienne et antifongique.

Indications : Le suc d'aloès est utilisé pour la constipation et pour les règles absentes ou irrégulières.

Le gel est utilisé en application locale sur les coups de soleil, les brûlures, les blessures, les ulcères, les psoriasis et les irritations cutanées.

Contre-indications : L'aloès ne doit pas être administré par voie orale aux femmes enceintes car il peut provoquer l'avortement. Il est également déconseillé aux personnes ayant des problèmes rénaux ou souffrant d'hémorroïdes. Ne pas utiliser non plus en cas d'hémorragie, de prostatite, de cystite et de dysenterie.

Exemples d'utilisation :

- En cas d'irritation cutanée, appliquer une noix de gel d'aloès après avoir nettoyé la lésion au savon et l'avoir bien séchée. La cicatrisation est très rapide.
- Le gel d'aloès est également parfait pour diluer les huiles essentielles et diffuser leurs actifs plus rapidement que les huiles végétales.

3. L'angélique

Nom scientifique : *Angelica archangelica*

Famille : Apiacées

Noms populaires : Herbe aux anges, archangélique, herbe au Saint-Esprit.

Habitat : Plante originaire de Syrie et des pays scandinaves, elle pousse à l'état sauvage en Europe septentrionale. Elle aime avoir la tête au soleil et les pieds au frais, elle supporte l'ombre et la mi-ombre et le sol doit être frais en permanence. Elle a horreur de la sécheresse.

Aspect : Grande plante bisannuelle qui peut atteindre deux mètres de haut. Son feuillage imposant est vert vif, les feuilles sont immenses et très découpées. Sa tige unique et épaisse est cylindrique, creuse et garnie de sillons sur toute sa longueur. Sa floraison, en juillet et août, laisse apparaître de grosses ombelles vert pâle tirant sur le jaune. Sa racine est grosse, ridée et très odorante, à l'instar de toute la plante. Plante rustique, elle supporte jusqu'à -15°C en hiver.

Composition : L'angélique contient des terpènes, des résines, des coumarines et des furocoumarines.

Parties utilisées : On utilise les racines et les semences.

Historique : L'angélique a, depuis l'Antiquité, la réputation d'accroître le plaisir féminin.

Rapportée des pays scandinaves dès le XIIème siècle, l'angélique a par la suite été cultivée dans tous les monastères d'Europe.

A partir du XVIIIème siècle, des religieuses de la région de Niort l'ont transformée en confiserie et en ont produit une liqueur savoureuse.

Propriétés : L'angélique a des propriétés différentes, que l'on utilise la racine ou les semences.

La racine est sédative, anticoagulante, antispasmodique, digestive, tonique, stimulante, sudorifique, diurétique. Elle est aussi le contrepoison de la belladone, de la ciguë et du colchique.

Les semences sont toniques et excitantes à faible dose. Elles sont sédatives à forte dose.

Indications : L'angélique est utilisée en cas de fatigue générale, d'anémie, d'acidité gastrique, d'aérophagie, de tuberculose, de bronchite chronique, d'insuffisance hépatique, de migraines nerveuses, de troubles des règles, d'affections buccales et de contusions.

La racine est particulièrement indiquée pour soulager les entérocolites spasmodiques, les flatulences, les ballonnements, l'anxiété et les troubles du sommeil.

Quant aux semences, elles excellent dans le traitement des dyspepsies, des colites et de l'anxiété.

Contre-indications : L'huile essentielle d'angélique est photo-sensibilisante. L'usage externe doit donc être évité et l'exposition au soleil après utilisation par voie cutanée est fortement contre-indiquée. Elle est également interdite aux femmes enceintes pendant toute la grossesse.

Exemples d'utilisation :

- En cas de problèmes digestifs, mettre à macérer 50 à 60 g de plante dans un litre de bon vin pendant plusieurs jours. Puis, filtrer et mettre en bouteille. 1 petit verre en apéritif (à consommer avec modération !)
- En tant qu'édulcorant, en confiserie.

4. Le basilic doux (ou tropical), le basilic sacré

Nom scientifique : *Ocimum basilicum, ocimum sanctum*

Famille : Lamiacées

Noms populaires : Oranger des savetiers, herbe royale, basilic romain, pistou, herbe du roi, grand basilic, basilic aux sauces.

Habitat : Plante originaire d'Asie tropicale et subtropicale, le basilic est cultivé dans le monde entier. Il aime les sols légers et fertiles, le plein soleil. Il craint la sécheresse et le vent.

Aspect : Petite plante à tige rameuse. Les feuilles sont ovales, plus ou moins grandes selon l'espèce, d'un vert lumineux. La floraison a lieu en été et dévoile des épis de petites fleurs blanches à roses.

Toute la plante est très odorante lorsqu'on la froisse.

Composition : Le basilic contient des cétones, du camphre, de l'eugénol, du chavicol, du linalol et de l'estragol.

Parties utilisées : On utilise les feuilles, les tiges et les épis floraux.

Historique : Le basilic était déjà utilisé comme condiment par les Latins pendant l'Antiquité.

Les Hébreux, quant à eux s'en servaient comme antispasmodique.

Pline l'Ancien, écrivain et naturaliste romain du Ier siècle, le recommandait pour soigner l'épilepsie.

Le basilic sacré tient son nom du fait qu'il était considéré comme une plante sacrée par les Hindous et utilisée comme antipoison.

Propriétés : Le basilic tropical est antihistaminique, digestif, neurotonique, antispasmodique puissant, neurorégulateur, anti-inflammatoire, anti-infectieux, antalgique, antiviral puissant, antibactérien (staphylocoques, pneumocoques), anti nauséeux et anti-vomitif, sédatif, désinfectant, emménagogue, galactogène, tonique. C'est l'anti-turista par excellence.

Le basilic sacré est hypotensif, anti-inflammatoire, analgésique, régulateur de la glycémie.

Indications : Le basilic tropical est indiqué en cas d'agitation, de stress, de nervosité, d'allergies respiratoires, de dépression, d'aérophagie, de coliques, de spasmes, de troubles hépatobiliaires, de nausées (y compris dues à la grossesse), de mal des transports, de spasmophilie, d'anxiété, d'asthénie, de fatigue suite à une infection, de polyarthrite rhumatoïde, d'infections virales tropicales, d'aphtes, d'épilepsie, de règles insuffisantes, de piqûres de moustique, etc.

Le basilic sacré est utilisé pour soigner l'hypertension artérielle, la glycémie, etc.

Contre-indications : Aucune connue. L'huile essentielle doit être utilisée en tenant compte des précautions générales relatives à l'usage des huiles essentielles.

Exemples d'utilisation :

- En cas de problèmes digestifs, comme antispasmodique et calmant, faire infuser 3 à 5 g de feuilles dans une tasse d'eau chaude pendant 5 à 10 minutes. Boire une tasse après chaque repas.
- Contre les piqûres d'insectes (moustiques et guêpes), frotter directement une feuille froissée de basilic.

5. La bourrache

Nom scientifique : *Borago officinalis*

Famille : Borraginacées

Noms populaires : Bourrache commune, Buglosse des jardins, herbe à la suée, langue de bœuf, langue de vache, piquants bleus, chou-bouroche, chou-rude.

Habitat : Plante originaire de Syrie et du bassin méditerranéen. Elle pousse à l'état sauvage dans les régions tempérées d'Europe centrale, en particulier dans le midi de la France, dans les lieux incultes et rocailleux, les décombres, sur les terres en friche ainsi que dans les jardins. Elle peut être cultivée facilement car il s'agit d'une plante rustique nécessitant peu de soins. Par contre, sa longue racine rend difficile son repiquage et la culture en pot.

Aspect : Plante annuelle de 15 à 60 centimètres, pouvant atteindre jusqu'à 1 mètre. Elle pousse en touffes. La tige est épaisse, creuse et très ramifiée, hérissée de poils raides. Les feuilles sont pleines, larges, ovales et ondulées, d'un vert mat, couvertes de poils rudes. Les fleurs sont d'un bleu céleste, plus rarement roses ou blanches, en forme d'étoiles à cinq branches autour d'un cœur protubérant. La floraison a lieu à la fin du printemps et au début de l'été (mois de mai et juin) mais peut se poursuivre jusqu'en septembre. Les graines sont larges et marron foncé. Elles restent fertiles plusieurs années.

Composition : La bourrache contient des mucilages, du nitrate de potassium, des tanins, des flavonoïdes, des alcaloïdes pyrrolizidiniques. Les graines contiennent de l'acide gamma linoléique (acide gras essentiel).

Parties utilisées : Feuilles, fleurs, tiges et graines.

Les feuilles sont utilisées en infusion pour leur action sudorifique, les fleurs, feuilles et jeunes tiges sont préparées en décoction en tant que dépuratif ou pour les problèmes respiratoires. Quant aux graines, on en extrait l'huile riche en acides gras essentiel.

Une fois cueillie, la bourrache perd vite ses propriétés. Il convient donc de la sécher rapidement.

Historique : La bourrache a une double origine. Elle provient à la fois des pays méditerranéens et de l'Asie. Son nom a plusieurs étymologies : en celte, « *bourrache* » signifie « *courage* » ; en arabe, « *abou er-rach* » signifie « *père de la sueur* » ; en latin, « *burra* » signifie « *bure* », toile rêche utilisée par les moines faisant référence à sa rugosité.

Les grecs anciens utilisaient les fleurs de la bourrache qu'ils nommaient « *euphrosine* » (*qui rend heureux*) pour parfumer les boissons et en particulier le vin. Le vin ainsi aromatisé dans lequel la bourrache avait macéré était appelé, notamment par Homère « *le vin qui rend oublieux* ».

Aujourd'hui, elle est utilisée comme plante fourragère, plante médicinale, en cosmétologie et en cuisine.

Propriétés : La bourrache est sudorifique, antitussive, dépurative, expectorante, laxative, émolliente, diurétique, calmante, adoucissante. En usage externe, les feuilles fraîches sont utilisées en cataplasme pour calmer la douleur des abcès, inflammations et brûlures ainsi que les bleus et contusions.

L'huile de bourrache possède un actif anti-âge utilisé en cosmétique. Elle est très riche en acide gamma linoléique, acide gras essentiel très rare dans la nature et quasiment absent des végétaux. Or, cet acide gras essentiel, dont notre corps a besoin, est à l'origine du renouvellement cellulaire, il stimule les phénomènes hormonaux et neurologiques.

Il joue également un rôle important dans la désintoxication des cellules.

L'huile de bourrache contient deux fois plus d'A.G.E que l'huile d'onagre connue pour ses qualités depuis longtemps.

Indications : La bourrache est utilisée en cas d'affection des voies respiratoires : rhume, bronchite, toux, refroidissement, troubles respiratoires.

Elle est aussi efficace dans les cas d'infection des voies urinaires, la rétention d'eau, les œdèmes, les rhumatismes, les coliques néphrétiques, la goutte, la constipation, les troubles cardiaques d'origine nerveuse, les maladies éruptives (rougeole, scarlatine, etc.). La bourrache est également utilisée contre les maladies de peau, telles que l'herpès et les irritations cutanées.

L'huile de bourrache est employée dans le traitement du syndrome prémenstruel, de l'athérosclérose, le diabète, les problèmes hépatiques et même la schizophrénie.

Contre-indications : Les alcaloïdes pyrrolizidiniques sont toxiques à haute dose et en cas de consommation régulière chez les animaux de laboratoire qui développent des tumeurs hépatiques. Toutefois, la quantité contenue dans la bourrache n'est pas suffisante pour avoir un effet notable sur l'homme. Par contre, la bourrache peut déclencher des allergies et des irritations chez les sujets les plus sensibles.

Exemples d'utilisation :

- en cas de rhume, de refroidissement : préparer une infusion avec 1 cuillère à soupe de plante entière par tasse d'eau bouillante. Laisser infuser 10 minutes. Boire 4 tasses par jour.
- En cas d'affection bronchique : préparer une décoction avec 100 g de plante entière pour 1 litre d'eau. Utiliser en fumigation.
- L'infusion de bourrache peut également être utilisée en bain de bouche ou en application sur les paupières.

La bourrache a donc de multiples propriétés et autant d'utilisations.

Outre ses vertus médicinales, elle est couramment utilisée en cuisine pour décorer les plats, ses feuilles cuites sont servies de la même façon que les épinards ou en beignets. Elles peuvent aussi être confites et entrent dans la fabrication de pâtisseries.

Enfin, l'huile de bourrache entre dans la composition de certains produits cosmétiques antirides ou anti-âge.

La bourrache à plusieurs égards peut être considérée comme une source de jouvence.

6. La bruyère

Nom scientifique : *Calluna vulgaris, Erica cinerea*

Famille : Ericacées

Noms populaires : Callune, fausse bruyère, béruée, péterolle, bucane, brande, breuvée, grosse.

Habitat : Plante originaire de pays méditerranéens, pousse à l'état sauvage en Europe, en Turquie, au Maroc. Arbrisseau fréquent dans les landes et les bois, la bruyère aime les sols bien drainés, sableux, acides et siliceux. Elle aime surtout le plein soleil.

Aspect : Sous-arbrisseau mesurant entre 20 cm et 1 mètre. Ses tiges sont ligneuses et tortueuses, formant de nombreux rameaux rougeâtres. Ses feuilles sont petites et opposées. La floraison hivernale laisse apparaître de toutes petites fleurs blanches ou mauves, à 4 lobes, regroupées en grappes terminales.

Composition : La bruyère contient des tanins et des flavonoïdes.

Parties utilisées : On utilise les sommités fleuries avec les feuilles.

Historique : La bruyère est utilisée depuis la Grèce antique pour soigner les morsures de serpents.

Elle a ensuite été employée pour lutter contre les calculs urinaires, dès la Renaissance. Elle est encore de nos jours un remède puissant contre les infections des voies urinaires.

Propriétés : La bruyère est diurétique, antiseptique, drainante et sédative des voies urinaires et des reins.

Elle est dépurative, désintoxiquante, astringente et antirhumatismale.

Indications : La bruyère est utilisée pour soigner les infections urinaires, les cystites, les insuffisances rénales, les rhumatismes, la goutte et l'urée.

Elle soulage également les colibacilloses, l'albuminurie, les pyélonéphrites, les lithiases urinaires, les leucorrhées, les névralgies et les dartres.

Contre-indications : Aucune connue.

Exemples d'utilisation :

- Comme diurétique et dépuratif, faire infuser 30 g de sommités fleuries par litre d'eau bouillante. Laisser réduire au tiers, passer et sucrer. Boire 3 à 4 tasses par jour.
- Contre les tâches de rousseur, les rougeurs, les dartres et contre les rhumatismes, faire macérer 60 g de sommités fleuries dans 250 g d'huile d'olive, pendant 15 jours. Remuer énergiquement de temps en temps. Passer, mettre en bouteille et boucher.
  Masser légèrement le soir pour remédier aux tâches de rousseurs, aux rougeurs et aux dartres.
  Frictionner énergiquement pour les rhumatismes.

7. La busserole

Nom scientifique : *Arctostaphylos uva-ursi*

Famille : Ericacées

Noms populaires : Raisin d'ours, arbousier trainant, petit buis, buxerolle, buisserolle, arbre aux fraises.

Habitat : Plante originaire des régions montagneuses d'Europe, d'Asie et d'Amérique septentrionale et centrale.

Elle pousse dans tout l'hémisphère nord, on la trouve en France des montagnes du Jura aux Pyrénées, et plus particulièrement dans les Alpes et les Cévennes.

La busserole aime les sols des forêts sèches de pins et de mélèzes.

Aspect : Les tiges forment des rameaux tortueux et rampants pouvant atteindre 2 mètres. Ils sont d'un brun rouge, étalés en tous sens. L'écorce est lisse.

Les feuilles sont coriaces, luisantes, de forme arrondie, ressemblant au buis.

Les fleurs sont blanches tirant vers le rose, en forme de clochettes rétrécies au sommet.

En fin d'été, la busserole se couvre de baies rouges.

Composition : La busserole contient des tanins, des flavonoïdes et de l'allantoïne.

Parties utilisées : On utilise les feuilles et les fruits.

Historique : La busserole était très prisée par les médecins du XVIIème siècle pour soigner la blennorragie et les calculs urinaires.

Elle a ensuite été abandonnée au XVIIIème siècle et réhabilitée en 1857 pour ses vertus incontestables.

Propriétés : La busserole est diurétique, antiseptique et sédative des voies urinaires.

Indications : La bruyère est utilisée pour soigner les infections urinaires, les cystites, les urétrites, les entérites avec diarrhée, les hémorragies utérines, les lithiases urinaires, les leucorrhées, les pyélonéphrites, l'hypertrophie de la prostate, la rétention urinaire.

Contre-indications : Eviter son utilisation en cas de sensibilité gastrique, de grossesse ou d'allaitement. Ne pas administrer aux enfants de moins de 12 ans. Limiter son absorption, car à forte dose, la busserole provoque des nausées, voire des vomissements.

Exemples d'utilisation :

- En cas d'infection urinaire, faire infuser 20 g de feuilles sèches par litre d'eau pendant 10 à 15 minutes. Boire 2 à 3 tasses par jour.

8. La camomille romaine, la camomille allemande

Nom scientifique : *Anthémis nobilis ou Chamaemelum nobile, Matricaria recutita*

Famille : Asteracées

Noms populaires : Camomille romaine : camomille officinale, camomille noble, camomille odorante, anthémis odorant.

Camomille allemande : matricaire, petite camomille.

Habitat : Plante originaire d'Europe, d'Asie et d'Afrique du nord.

Elle pousse au milieu et au bord des chemins, dans les lieux incultes, sur les sols salés, sablonneux et légers.

Rustique, elle supporte jusqu'à -15°C en hiver.

Aspect : Plante herbacée dont la fleur est formée de pétales blancs et d'un cœur jaune.

La camomille romaine mesure de 10 à 25 centimètres. Les feuilles sont très finement découpées, recouvertes de petits poils qui lui donnent un aspect vert blanchâtre.

La camomille allemande mesure de 20 à 50 centimètres. La tige est dressée, rameuse. Les feuilles sont découpées en segments filiformes.

Composition : La camomille romaine contient des cétones, du camphre, de l'azulène, des phytostérols, du calcium et du soufre.

La camomille allemande contient des coumarines, des mucilages, des flavonoïdes et de l'azulène.

Parties utilisées : On utilise les fleurs et la plante entière.

Historique : La camomille romaine fut utilisée la première fois au IIème siècle par Galien, médecin grec de l'Antiquité considéré comme l'un des pères de la pharmacie, pour soulager les maux de tête, les coliques et les troubles hépatiques.

La camomille allemande est utilisée depuis l'Antiquité pour embaumer les morts. Depuis le XVIème siècle, elle est employée pour soigner les troubles digestifs, les blessures et pour apaiser.

Propriétés : La camomille romaine est antidouleur, anti-inflammatoire, calmante, digestive, antispasmodique, pré-anesthésiante, antiparasitaire. Elle calme les crises de nerfs. Elle a également des propriétés apéritives, digestives, antinévralgiques, adoucissantes, stimulantes gastriques, antianémiques, emménagogues, sudorifiques et cicatrisantes.

La camomille allemande est antiallergique, apaisante, calmante, tonique digestive, anti-inflammatoire, hormone-like et antispasmodique.

Indications : La camomille romaine est utilisée pour soigner les coliques gastriques, les poussées dentaires, les troubles digestifs, l'hystérie, la colère, les névrites, les névralgies, les chocs nerveux, l'asthme d'origine nerveuse, les parasitoses intestinales, les courbatures, les débuts de rhumes, les céphalées, les migraines et les inflammations des paupières. Elle est efficace en prévention des interventions chirurgicales.

La camomille allemande est utilisée contre les allergies, le rhume des foins, les ulcères gastriques, les coups de soleil, l'urticaire, les colères, les dermatoses, les plaies infectées, l'eczéma, les ulcères gastroduodénaux, les cystites, l'absence ou les règles irrégulières, les problèmes d'endormissements chez les enfants et les affections cutanées.

Contre-indications : Aucune connue.

Exemples d'utilisation :

- En cas allergie cutanée, vaporiser de l'hydrolat de camomille allemande plusieurs fois par jour.
- En cas de névralgie, faire macérer à chaud au bain-marie pendant deux heures 100 g de camomille allemande ou romaine par litre d'huile d'olive. Filtrer et mettre en bouteille une fois l'huile refroidie. Utiliser en massage sur la partie douloureuse.

9. La carotte cultivée

Nom scientifique : *Daucus carota var. sativa*

Famille : Apiacées

Noms populaires : Carotte

Habitat : Plante cultivée dans tout l'hémisphère nord, la carotte aime les sols bien drainés et sablonneux des jardins.

Aspect : Plante dont on consomme la racine. Hybride de la carotte sauvage dont la racine est blanche, la carotte cultivée possède une racine orange à rouge. Les tiges ligneuses portent à leurs sommets des ombelles blanches.

En fin de saison, apparaissent de petits fruits crochus en forme de « nid d'oiseau ».

Toute la plante dégage une odeur de poire lorsqu'on la froisse entre les doigts.

Composition : La carotte contient des phénols, de la pectine, des glucides, des minéraux, de la provitamine A, du limonène. Les fruits contiennent des flavonoïdes.

Parties utilisées : On utilise les semences et la plante entière.

Historique : La carotte est utilisée depuis l'Antiquité pour ses qualités chauffantes en cas de refroidissements.

Consommée régulièrement par les Gaulois, c'est au moyen-âge qu'elle fut sur toutes les tables. Dioscoride, médecin, pharmacologue et botaniste grec né vers 40 après J.-C., utilisait les fruits pour faciliter les règles et l'élimination urinaire.

Propriétés : La carotte est un puissant dépuratif hépatorénal, purificateur sanguin, régénérateur hépatobiliaire, neurotonique.

Elle régule les fonctions intestinales.

Les feuilles sont diurétiques, les graines sont apéritives et digestives.

La carotte est également galactogène, antianémique, anti-diarrhéique et hypoglycémiante.

Indications : La carotte est utilisée pour soigner le cholestérol, l'hypertension artérielle, l'eczéma, les troubles digestifs, la constipation et le diabète. Elle est également efficace contre les petites insuffisances hépatiques ou rénales, les cystites, les dartres, les furoncles, la couperose, la neurasthénie, les troubles visuels, l'impétigo des enfants et les brûlures.

Contre-indications : L'huile essentielle est contre-indiquée en cas d'hypertension et les graines ne doivent pas être consommées pendant la grossesse.

Exemples d'utilisation :

- En cas d'allaitement, faire infuser 1 cuillère à café de graines par tasse d'eau chaude. En boire plusieurs fois par jour pour favoriser la lactation.

10. Le céleri

Nom scientifique : *Apium graveolens var. dulce*

Famille : Apiacées

Noms populaires : céleri sauvage : ache des marais

Habitat : L'espèce cultivée est une variété douce de l'ache des marais qui pousse sur les côtes et marais littoraux d'Europe occidentale.

Le céleri aime les sols humides en permanence et riches en humus

Aspect : Plante vivace à la tige robuste, très rameuse, parcourue de sillons et creuse à l'intérieur.

Il existe plusieurs variétés de céleri : le céleri-branche et le céleri-rave qui possède une grosse racine charnue utilisée en cuisine.

Composition : Le céleri contient du limonène, des flavonoïdes, des phénols et des furocoumarines.

Parties utilisées : On utilise les semences et la plante entière non grainée.

Historique : Le céleri est connu depuis l'Antiquité comme plante médicinale.

Il a ensuite été cultivé comme légume à partir du XVIIème siècle.

Propriétés : Le céleri est diurétique, hypoglycémiant, anti-inflammatoire, antiseptique, apéritif, anti-pigmentaire, antispasmodique, stimulant hépatique et rénal, drainant hépatique et rénal.

Les semences sont toniques, sédatives, stimulantes hépatiques et rénales, dépuratives et antiacides. Elles facilitent l'expulsion des gaz.

Indications : Le céleri est utilisé pour soigner les insuffisances hépatobiliaires et rénales, les infections respiratoires et spasmodiques, le diabète, l'aérophagie, la goutte et les troubles de la circulation musculaire. Il est recommandé dans les régimes amaigrissants.

Les semences sont efficaces pour les suites d'infections et les tâches pigmentaires, l'asthénie et l'anxiété.

Contre-indications : L'huile essentielle est photo-sensibilisante. Son utilisation par voie cutanée est donc déconseillée, d'autant qu'elle peut provoquer des réactions allergiques.

Exemples d'utilisation :

- Comme diurétique, broyer une racine de céleri avec du sucre et faire macérer dans une bouteille de vin blanc pendant 48 heures. Filtrer et mettre en bouteille. Boire avec modération, 2 à 3 verres de 10 cl environ par jour.

11. L'estragon

Nom scientifique : *Artemisia dracunculus*

Famille : Astéracées

Noms populaires : Serpentine, herbe aux dragons, dragon, Arragone, Fargon

Habitat : Plante vivace présente dans toute l'Europe qui aime les sols bien drainés, secs et alcalins. Elle pousse dans les jardins mais aussi en pot sur les balcons. Elle pousse mieux en plein soleil. Il ne fait pas assez chaud en France pour qu'elle produise des graines. Elle se multiplie par division ou par bouture.

Aspect : Plante potagère vivace de 60 à 80 centimètres, pouvant atteindre jusqu'à 1 mètre. Cousine de l'armoise, sa tige de section ronde prend une teinte marron et devient ligneuse en s'approchant des racines. Les feuilles sont vertes et longues, étroites et très parfumées organisées en longs rameaux touffus. L'estragon peut résister à de courtes périodes de gel.

Composition : L'estragon contient de la vitamine A, de l'acide nicotinique, du calcium, du fer mais aussi des phénols terpéniques (méthylchavicol), des flavonoïdes, des coumarines et des tanins.

Parties utilisées : Feuilles et sommités fleuries. La plante entière est utilisée pour fabriquer l'huile essentielle. Les feuilles sont utilisées en cuisine et en infusion.

Historique : Originaire de Sibérie, l'estragon fut apporté en Europe vers le XVème siècle par les Croisés. Toutefois, dès l'an 1000, les médecins arabes l'utilisaient pour ses vertus antispasmodiques et digestives.

Des croyances populaires ancestrales attribuaient à cette plante des qualités miraculeuses de guérison des morsures d'animaux venimeux ainsi que le pouvoir d'attirer les faveurs de l'être aimé.

Les paysans l'appelaient « *l'ami du foie et de la tête* ».

Au XVIème siècle, Jean Ruel, dit Ruellius, botaniste et médecin préféré de François 1er l'utilisait couramment.

De nos jours, l'estragon est employé en cuisine, en phytothérapie et en aromathérapie pour ses propriétés antispasmodiques, digestives et apéritives. Il est également utilisé en parfumerie.

Propriétés : L'estragon est antiseptique, antispasmodique neuromusculaire puissant, carminatif, digestif, diurétique léger et vermifuge. C'est un bon nettoyant intestinal. Il est également antiallergique respiratoire, légèrement sédatif et emménagogue. Il a aussi des vertus antifongiques, toniques, anti-infectieuses, antivirales. Il dissipe les idées obsédantes et aide à se débarrasser des pensées sombres. C'est enfin un fluidifiant sanguin.

Indications : L'estragon est utilisé dans la prévention des allergies respiratoires (rhume des foins, etc.), les problèmes digestifs et gynécologiques, les douleurs rhumatologiques et les troubles nerveux. Il dénoue les tensions, calme l'anxiété, la spasmophilie, apaise les douleurs amplifiées par le stress.

L'estragon est également utilisé pour ouvrir l'appétit, faciliter la digestion, éviter la fermentation dans l'estomac et les ballonnements, pour aider à évacuer les gaz intestinaux. Il soulage le hoquet, aide à positiver, calme les nausées de la femme enceinte et les douleurs des règles.

Contre-indications : Une consommation trop importante d'estragon est déconseillée à la femme enceinte. Une consommation culinaire normale ne pose aucun problème.

L'huile essentielle d'estragon ne doit pas être utilisée par voie orale ou sublinguale par la femme enceinte ou allaitante. Elle doit également être diluée systématiquement dans de l'huile végétale avant d'être utilisée en voie cutanée.

Exemples d'utilisation :

- En cuisine pour les personnes au régime sans sel en guise d'épice.
- En cas de troubles digestifs : préparer une infusion avec 20 à 30 g de feuilles par litre d'eau. Prendre après les repas et au moment du coucher.
- En cas de morsure ou piqûre d'insecte : appliquer localement le plus tôt possible quelques feuilles fraîches froissées.
- En cas d'allergie respiratoire (rhume des foins par exemple) : prendre 1 à 2 gouttes d'huile essentielle d'estragon par jour sur un sucre pendant 15 jours avant l'exposition à l'allergène.
- En cas de hoquet : mâcher une feuille fraiche ou sucer un morceau de sucre avec 3 à 4 gouttes d'huile essentielle pure.
- Pour la digestion : vin d'estragon : faire macérer 70 g d'estragon dans la valeur d'une bouteille de vin blanc et une gousse de vanille ouverte sur la longueur pendant 2 semaines. Filtrer, remettre la vanille, ajouter 2 cuillères à soupe de miel et 200 ml de cognac. Laisser reposer 1 semaine supplémentaire avant de consommer. A déguster en guise d'apéritif ou de digestif (avec modération !).

12. L'eucalyptus globuleux, eucalyptus radié, eucalyptus citronné

Nom scientifique : *Eucalyptus globulus, eucalyptus radiata, eucalyptus citriodora*

Famille : Myrtacées

Noms populaires : Gommier bleu de Tasmanie, Arbre à la fièvre

Habitat : Arbre originaire d'Australie qui aime les régions chaudes et sèches. Il pousse facilement dans toutes les régions du globe à condition de bénéficier d'un climat doux et de suffisamment d'eau.

Aspect : Arbre de taille moyenne qui selon les espèces peut atteindre 100 mètres de haut. Il existe plus de 500 espèces différentes d'eucalyptus. Les plus utilisées en aromathérapie sont l'eucalyptus globuleux (eucalyptus globulus), l'eucalyptus citronné (eucalyptus citriodora) et l'eucalyptus radié (eucalyptus radiata).

L'eucalyptus globuleux possède une écorce blanchâtre qui se décolle du tronc et forme de longs lambeaux. Ses feuilles sont vertes, coriaces, persistantes et recourbées en forme de faux lorsqu'elles sont adultes. Ses fleurs en forme de coupe sont garnies de nombreuses étamines. Toutes les parties vertes de l'arbre sont très odorantes.

Composition : L'eucalyptus contient des terpènes, de l'eucalyptol, du cinéole et des tanins.

Parties utilisées : Seules les feuilles sont utilisées, que ce soit en phytothérapie ou pour la fabrication d'huiles essentielles.

Historique : Originaire d'Australie, l'eucalyptus fut introduit en France en 1856.

A l'origine, il était utilisé par les Aborigènes pour soigner les infections et la fièvre.

Ensuite, en Espagne, il aida à lutter contre la tuberculose pulmonaire.

Il a longtemps été utilisé comme bois d'œuvre à cause de sa croissance rapide et la qualité de son bois. De plus, on croyait que son feuillage odorant éloignait les moustiques, vecteur principal de la malaria.

Enfin, il a servi jusqu'à la fin du XIXème siècle à assécher les zones marécageuses des régions subtropicales et à éradiquer les fièvres, car il s'agit d'un arbre possédant des racines puissantes et dont la croissance nécessite une grande quantité d'eau.

Propriétés : L'eucalyptus globuleux est un très bon antiseptique des bronches et des voies respiratoires en général, également antiseptique des voies urinaires, expectorant, antimicrobien, antibactérien (E. Coli, Staphylocoque doré, Streptocoque, Pneumocoque), hypoglycémiant, fébrifuge, répulsif (éloigne les moustiques), antiparasitaire, active la thyroïde.

L'eucalyptus radié est également expectorant, anti-infectieux, antibactérien et antiviral, anti-inflammatoire.

L'eucalyptus citronné quant à lui est anti-inflammatoire, antirhumatismal, calmant, sédatif et antalgique.

Indications : L'eucalyptus globuleux est utilisé pour traiter les affections des voies respiratoires, l'asthme, les rhino-pharyngites, les laryngites, la grippe, les bronchites, les dermites bactériennes, les cystites, l'hyperglycémie, les migraines, il aide à lutter contre les oxyures et les ascaris.

L'hydrolat d'eucalyptus globuleux permet de soigner les irritations oculaires, les orgelets, l'acné et de réguler les peaux grasses.

L'eucalyptus radié soigne lui aussi les affections des voies respiratoires, la grippe, les bronchites, les vaginites et l'acné.

L'eucalyptus citronné est utilisé pour traiter l'arthrite, la polyarthrite rhumatoïde, l'hypertension artérielle, les cystites et le zona.

Contre-indications : L'huile essentielle d'eucalyptus globuleux ne doit pas être diffusée. Par ailleurs, elle provoque la production d'enzymes hépatiques qui peuvent affaiblir l'action des autres médicaments.

Plus douce que l'Eucalyptus globuleux, l'huile essentielle d'eucalyptus radié peut être administrée aux enfants à partir de 3 ans.

L'huile essentielle d'eucalyptus quelle que soit son espèce ne doit pas être utilisée par voie orale ou sublinguale par la femme enceinte ou allaitante, aux bébés et aux enfants de moins de 6 ans (sauf E. radié).

Exemples d'utilisation :

- En infusion : 20 à 30 g de feuilles par litre d'eau. Faire infuser 20 minutes. Boire 4 à 5 tasses par jour.
- En lotion anti-moustique : mettre dans un flacon de 90 ml, 3 ml d'huile essentielle d'eucalyptus globuleux, 2 ml d'huile essentielle de géranium rosat (Pelargonium gravelolens), 3 ml d'huile essentielle de citronnelle (Cymbopogon winterianus). Compléter avec de l'alcool à 90°.
- Dans un pot pourri, les feuilles d'eucalyptus assainissent l'atmosphère et éloignent les moustiques.
- En cas d'orgelet : appliquer localement une compresse d'hydrolat d'eucalyptus globuleux, 2 à 3 fois par jour jusqu'à disparition complète.

13. Le fenouil

Nom scientifique : *Foeniculum vulgare var. dulce*

Famille : Apiacées

Noms populaires : Fenouil puant, fenouil doux, fenouil officinal, aneth doux, queue de pourceau, anis doux

Habitat : Plante originaire du sud de l'Europe et du bassin méditerranéen. Pousse à l'état sauvage dans les régions tempérées, dans les lieux secs et au bord des chemins dans le Midi de la France.

Le fenouil aime les sols bien drainés et le plein soleil.

Aspect : Grande plante vivace pouvant mesurer de 1 à 2 mètres, la tige est dressée et élancée, issue d'une large gaine, l'ensemble des gaines formant le bulbe.

Les feuilles sont découpées en fines lanières vert foncé.

Les fleurs très petites et jaunes sont réunies en ombelles au sommet des tiges.

La plante dégage une forte odeur anisée lorsqu'on la coupe.

Composition : Le fenouil contient des terpènes, des phénols, des cétones, de l'anéthol, de l'estragol, des flavonoïdes et des furocoumarines.

Parties utilisées : On utilise la plante entière.

Historique : Le fenouil est connu depuis l'Antiquité comme plante médicinale. Il était déjà utilisé par les Assyriens et les Babyloniens pour calmer les maux d'estomac.

Propriétés : Le fenouil est un excellent antispasmodique, il a des propriétés antalgiques, toniques, antiseptiques, antibactériennes, antiparasitaires.

Il est digestif, tonique cardiaque et respiratoire, œstrogène-like, galactogène.

La racine est diurétique et apéritive.

Indications : Le fenouil est utilisé en cas d'absence de règles ou lorsqu'elles sont irrégulières ou douloureuses. Il est aussi employé pour soulager les troubles de la pré-ménopause et de la ménopause, les problèmes gastriques, les colites spasmodiques, l'aérophagie, les flatulences, les indigestions, les palpitations, l'asthme, les congestions pulmonaires et la spasmophilie.

La racine combat la rétention d'eau et les semences viennent à bout de la mauvaise haleine.

Contre-indications : L'huile essentielle est interdite pendant la grossesse et aux enfants de moins de 6 ans. Elle est déconseillée en cas d'hypothyroïdie et de cancer hormonal.

L'huile essentielle est également à utiliser avec parcimonie car, à haute dose, elle devient convulsivante.

Exemples d'utilisation :

- En cas d'engorgement des seins : confectionner un cataplasme soit avec des feuilles broyées, soit avec des compresses imbibées de décoction concentrée de feuilles : mettre 60 à 80 g de feuilles dans 1 litre d'eau froide, faire bouillir et réduire d'un tiers. Filtrer et laisser refroidir.

14. <u>Le framboisier</u>

Nom scientifique : *Rubus idaeus*

Famille : Rosacées

Noms populaires : Ronce framboisier, ronce du mont Ida, ambre

Habitat : Plante originaire de tout l'hémisphère nord, le framboisier pousse au bord des chemins, dans les clairières et dans les éboulis des montagnes.

Aspect : Plante vivace dont les tiges sont garnies de fins aiguillons. Les feuilles sont grandes et divisées en trois folioles dentelées, presque blanches dessous et vert vif au-dessus. Les fleurs sont blanches avec un cœur jaune. Les fruits sont blancs à rouges, ressemblant par la forme à ceux de la ronce ou mûre sauvage.

Composition : Le framboisier contient des tanins, des flavonoïdes. Les framboises contiennent du fructose, de la pectine ainsi que des vitamines A, B9, C et E.

Parties utilisées : On utilise les feuilles et les fruits.

Historique : Le framboisier est utilisé comme plante médicinale depuis le moyen-âge.

Propriétés : Les feuilles sont diurétiques, digestives, astringentes, elles tonifient l'utérus.

Les fruits sont laxatifs, diurétiques et rafraichissants.

Indications : Les feuilles du framboisier sont utilisées pour soigner les diarrhées, les maux de gorge, les aphtes, les ulcères.

Elles sont également employées pour la préparation de l'accouchement et la prévention de la maladie d'Alzheimer.

Les framboises sont efficaces en cas d'affections rénales, de constipation, et de règles douloureuses.

Contre-indications : Aucune connue.

Exemples d'utilisation :

- Juste pour la gourmandise : faire cuire dans une bassine à confiture le même poids de suc de framboises et de sucre et faire cuire jusqu'à l'obtention d'une consistance de sirop.

15. La gaulthérie odorante, gaulthérie couchée

Nom scientifique : *Gaultheria fragrantissima, gaultheria procumbens*

Famille : Ericacées

Noms populaires : Thé du Canada, wintergreen

Habitat : Plante originaire du Canada, du Nord-est des Etats-Unis d'Amérique ou de Chine. Elle pousse dans les régions froides et humides, dans les bois, les forêts ainsi que près des marais acides et sablonneux.

Aspect : Sous-arbrisseau rampant de la famille des bruyères et des myrtilles. La feuille est persistante, ovale, coriace et dentelée avec un pétiole rouge qui l'attache à la tige.

Les fleurs en forme de clochettes sont blanches à roses et se situent à la base des feuilles.

Les fruits sont des baies rouges et sucrées.

Composition : La gaulthérie odorante contient des tanins, des phénols et des aldéhydes. La gaulthérie couchée contient quant à elle du salicylate de méthyle, composant de l'aspirine.

Parties utilisées : On utilise les feuilles.

Historique : La gaulthérie est utilisée par les Indiens d'Amérique pour soigner les douleurs, les céphalées, les fièvres et les refroidissements.

Propriétés : La gaulthérie odorante est antispasmodique, vasodilatatrice, anti-inflammatoire et hépato-stimulante.

La gaulthérie couchée a les mêmes propriétés que l'aspirine. Elle est également digestive et anti-diarrhéique.

Indications : La gaulthérie odorante est utilisée de la même façon que la gaulthérie couchée pour soulager les rhumatismes musculaires, les tendinites, les crampes, l'arthrite, la polyarthrite rhumatoïde, les céphalées, le pityriasis et la diarrhée.

La gaulthérie couchée est également efficace pour soigner les crises faisant suite à une coronarite et l'hypertension.

Contre-indications : La gaulthérie ne doit pas être utilisée en cas d'allergie à l'aspirine

Exemples d'utilisation :

- Au Canada, les baies sont consommées séchées.
- En cas de douleur musculaire, diluer 2 à 3 gouttes d'huile essentielle de gaulthérie couchée dans une dizaine de gouttes d'huile végétale d'arnica ou de millepertuis et masser la région douloureuse, 3 fois par jour jusqu'à disparition de la douleur.

16. Le genévrier

Nom scientifique : *Juniperus communis*

Famille : Cupressacées

Noms populaires : Genièvre, pétron, péteron, péterot, genipre, piket

Habitat : Plante originaire de l'hémisphère nord. Elle pousse en France, dans les régions montagneuses jusqu'à 3 000 mètres d'altitude.

Le genévrier aime les coteaux secs, les landes et les bois clairs.

Aspect : Arbrisseau pouvant atteindre 3 à 6 mètres de hauteur. Le tronc est formé d'une écorce rougeâtre qui s'exfolie.

Les feuilles sont des aiguilles acérées qui comportent 3 stries sur leur longueur. Elles sont vert tendre, raides, longues et étroites.

Les fruits sont des baies qui ont besoin de deux ans pour murir et devenir bleu foncé, recouvertes d'une pruine blanchâtre.

Ne pas confondre le genévrier avec le cade dont les feuilles ne comportent que 2 stries et dont les baies sont d'un brun-rouge et sont deux fois plus grosses.

Composition : Le genévrier contient des coumarines, du bornéol et de l'albumine. Les baies contiennent des tanins, des sucres, des résines et du limonène.

Parties utilisées : On utilise les feuilles, les baies et le bois.

Historique : Le genévrier est utilisé depuis l'Antiquité pour ses propriétés antiseptiques et diurétiques. Les Germains, les Indiens d'Amérique, les Tibétains et les Egyptiens employaient le genévrier pour chasser les démons et les mauvais esprits.

Considéré au Moyen-âge comme une panacée, il fut utilisé par Hippocrate pour combattre la peste à Athènes.

Son efficacité et ses vertus furent reconnues par tous les médecins depuis les XVIIIème et XIXème siècles et le sont encore aujourd'hui.

Propriétés : Le genévrier est antiseptique, diurétique, digestif, antidiabétique, dépuratif et cicatrisant. Il diminue le taux d'acide urique, stimule les reins. Il a également des propriétés anti-catarrhales, expectorantes et antirhumatismales.

Indications : Le genévrier est utilisé pour lutter contre la rétention d'eau, la cellulite, les rhumatismes, l'arthrite, l'arthrose, la polyarthrite rhumatoïde, l'acné.

Il est également efficace dans le traitement des affections des voies urinaires, les cirrhoses, les lithiases urinaires, l'artériosclérose, la goutte, le diabète et les règles douloureuses.

Le genévrier est également utilisé pour soigner les leucorrhées, la blennorragie, les flatulences, les éructations, les bronchites et les rhinites.

Contre-indications : Le genévrier est déconseillé en cas d'insuffisance rénale.

Exemples d'utilisation :

- Pour stimuler l'estomac et l'appétit ainsi que l'élimination urinaire, faire infuser 20 à 30 g de baies de genièvre dans 1 litre d'eau pendant 10 à 15 minutes. Boire 2 à 3 tasses par jour, avant les repas.

17. <u>Le gingembre</u>

Nom scientifique : *Zingiber officinalis*

Famille : Zingibéracées

Noms populaires : Gingembre

Habitat : Plante originaire d'Asie tropicale, de l'Inde à la Malaisie. Le gingembre est cultivé dans toutes les régions tropicales. Il aime les sols riches en humus, bien drainés, neutres à alcalins, le plein soleil ou la mi-ombre.

Aspect : Plante vivace de taille moyenne dotée d'un gros rhizome charnu et extrêmement aromatique. Les tiges sont dressées. Les feuilles sont vert vif, allongées, étroites, pointues et engainantes. Les fleurs sont irrégulières, d'un jaune verdâtre munies d'une lèvre rouge.

Composition : Le gingembre contient des aldéhydes, des cétones et de l'amidon.

Parties utilisées : On utilise le rhizome.

Historique : Le gingembre est utilisé depuis l'Antiquité. Il fut apprécié surtout à partir du IXème siècle comme épice. Il état utilisé en cuisine de façon courante jusqu'au XVIIIème siècle. Par la suite, il a été abandonné par les Français au profit du poivre.

En tant que plante médicinale, il avait la réputation de protéger de la peste, de soulager les douleurs dentaires et d'augmenter la puissance sexuelle masculine.

Propriétés : Le gingembre est un excellent tonique digestif et sexuel. Il est aphrodisiaque, antalgique et expectorant.

Le gingembre est apéritif, antiseptique, fébrifuge et améliore la circulation capillaire.

Indications : Le gingembre est utilisé en cas de difficultés de digestion, de constipation, d'impuissance, de rhumatismes et de bronchite chronique.

Il est également efficace pour soigner l'hypotension artérielle, les vomissements et les nausées.

Contre-indications : L'huile essentielle de gingembre doit être utilisée en tenant compte des précautions générales relatives à l'usage des huiles essentielles.

Exemples d'utilisation :

- Pour les nausées, 1 goutte d'huile essentielle sur un ½ sucre, à renouveler si nécessaire.
- Le gingembre entre dans la composition de l'hypocras, recette de vin médiéval mise au point pour remettre sur pied les malades affaiblis par les infections virales.

18. Le giroflier

Nom scientifique : *Eugenia caryophyllus, Syzigium aromaticum*

Famille : Myrtacées

Noms populaires : Clou de girofle

Habitat : Plante originaire de l'archipel des Moluques en Indonésie, le giroflier est cultivé dans de nombreux pays tropicaux tels que Zanzibar, Madagascar, l'Indonésie, le Sri Lanka et la Malaisie.

Aspect : Plante pouvant atteindre 15 à 20 mètres de hauteur. Le tronc est recouvert d'une écorce lisse. Les feuilles sont opposées, lancéolées et luisantes.

Les fleurs sont très nombreuses, odorantes, au calice pourpre et à la corolle rosée.

Les baies sont allongées et violet foncé.

Composition : Le clou de girofle contient des phénols (eugénol), des tanins, des flavonoïdes, des minéraux, des glucides et des lipides.

Parties utilisées : On utilise le bouton floral (clou).

Historique : Le clou de girofle a été connu très tôt en Chine.

Il a ensuite été utilisé par Hildegarde von Bingen, religieuse et guérisseuse du Moyen-âge, pour soigner les maux de tête, la surdité et les œdèmes.

Introduit en Europe par les portugais puis par les hollandais à partir de 1605 et en France, sur l'Ile Maurice et la Réunion à partir de 1770.

Plus tard, il a été employé pour soulager les douleurs, cicatriser les blessures, fortifier l'estomac et préserver de la peste.

Propriétés : Le clou de girofle est anti-infectieux, antibactérien puissant à large spectre (efficace contre les bactéries à gram + et gram -), antiviral, antifongique, antiparasitaire, antiseptique, cautérisant cutané et pulpaire.

Il est également antispasmodique, analgésique des douleurs dentaires, anesthésique local, désinfectant, excitant, tonique utérin pendant l'accouchement et aphrodisiaque.

Indications : Le clou de girofle est utilisé pour soigner les infections et douleurs dentaires, les amygdalites, les hépatites virales, est entérocolites virales, le choléra, les entérocolites spasmodiques, les cystites et les salpingites. Il est également efficace contre la gale, la tuberculose, le paludisme, la diarrhée, les parasites intestinaux, l'asthénie et la polyarthrite rhumatoïde.

Enfin, le clou de girofle est utilisé en prévention des maladies infectieuses.

Contre-indications : L'huile essentielle de clou de girofle doit être utilisée en tenant compte des précautions générales relatives à l'usage des huiles essentielles. Par ailleurs, elle est dermocaustique et doit être utilisée avec prudence en usage externe.

Exemples d'utilisation :

- Pour soigner les maladies infectieuses, 2 à 4 gouttes dans un bol d'eau chaude, en fumigation.

19. Le laurier

Nom scientifique : *Laurus nobilis*

Famille : Lauracées

Noms populaires : Laurier d'Apollon, laurier des poètes, laurier-sauce, laurier des cuisines, laurier à jambon, laurier commun.

Habitat : Plante originaire du bassin méditerranéen, typiquement européenne.

Aspect : Arbre pouvant atteindre 10 mètres. Le tronc est recouvert d'une écorce gris sombre et lisse. Les feuilles sont persistantes, en forme de fer de lance, légèrement ondulées sur les bords, vert foncé et brillantes dessus, plus pâles et mates au-dessous.

Les fleurs sont regroupées en grappes jaunes verdâtres, à la base des feuilles.

Les fruits venant sur des pieds séparés sont des baies de forme ovoïdes, d'abord vertes puis noires à maturité.

Composition : Le laurier contient du linalol.

Parties utilisées : On utilise les feuilles et les baies.

Historique : Le laurier est à l'origine du mot baccalauréat, signifiant « baies de laurier ».

Dans l'Antiquité, il était le symbole de l'immortalité, de victoire et de lumière, associé à Apollon puis à César pour ses victoires militaires.

Les médecins grecs utilisaient les feuilles et les baies de laurier pour tonifier l'estomac et la vessie.

Propriétés : Le laurier est antibactérien (contre les staphylocoques, les entérocoques, les gonocoques et les pneumocoques), antiviral, antifongique (contre le candida albicans), antalgique puissant, expectorant, équilibrant, digestif, antiseptique, antispasmodique, diurétique et emménagogue.

Indications : Le laurier est utilisé pour soigner les aphtes, les mycoses, les névralgies dentaires, les stomatites, les ulcères variqueux, la grippe, les infections ORL, l'arthrite, la polyarthrite rhumatoïde, le paludisme.

Il est également un excellent purifiant cutané pour les peaux mixtes.

Il soulage aussi les dyspepsies, les flatulences, les bronchites chroniques, les insomnies et les règles douloureuses.

Contre-indications : L'huile essentielle de laurier doit être utilisée en tenant compte des précautions générales relatives à l'usage des huiles essentielles. Par ailleurs, elle peut être allergisante. Un test cutané doit obligatoirement être effectué avant utilisation. Enfin, à forte dose, le laurier peut avoir un effet narcotique.

Exemples d'utilisation :

- En cas de rhumatismes : mettre 100 g de feuilles sèches de laurier et 100 g d'alcool dans un pot bien bouché. Faire macérer pendant 24 heures. Ensuite, ajouter 1 litre d'huile d'olive et faire cuire au bain-marie pendant 6 heures. La préparation ne doit jamais bouillir. Passer et mettre en bouteille. Conserver au frais. Utiliser cette huile en massage sur les articulations douloureuses.

20. La lavande vraie ou fine, la lavande aspic

Nom scientifique : *Lavandula angustifolia, lavandula latifolia*

Famille : lamiacées

Noms populaires : Lavande vraie et fine : lavande officinale, lavande commune, lavande femelle, nard d'Italie, faux nard, garde-robe.

Lavande aspic : grande lavande, lavande branchue, lavande mâle, spic, espider, espido, spiconard commun.

Habitat : Plante originaire de Perse, la lavande vraie pousse sur les coteaux arides, calcaires et rocailleux de Provence et des Alpes jusqu'à 1 800 mètres d'altitude.

La lavande aspic est très répandue en Espagne, au Portugal et en Afrique du nord. Elle craint le froid.

Aspect : La lavande vraie mesure de 40 à 50 centimètres de haut. Ses tiges sont simples et non ramifiées. Les feuilles sont petites, opposées, longues et vert clair à grisâtres. Les fleurs sont petites, bleues tirant sur le violet, regroupées en épis denses et odorants. La floraison a lieu en juillet et août.

La lavande aspic mesure jusqu'à 1 mètre de hauteur. Les tiges sont longues et fines. Les fleurs sont violet pâle, regroupées en épis, petits et espacés. La floraison a lieu en août.

Composition : La lavande vraie contient du linalol, des cétones, des aldéhydes et des coumarines. La lavande aspic contient des coumarines et du camphre.

Parties utilisées : On utilise les fleurs.

Historique : La lavande est cultivée en France depuis le début du XXème siècle.

Propriétés : La lavande vraie est calmante, antalgique, hypotensive, purificatrice, antistress, rafraîchissante, antispasmodique puissante, sédative, décontractante musculaire, anti-inflammatoire, cicatrisante, stimulante, aromatique, et antiseptique.

La lavande aspic est expectorante, antibactérienne (contre les staphylocoques), antivirale, antalgique, antitoxique, anti-venin et cicatrisante.

Indications : La lavande vraie est utilisée pour soigner l'hypertension artérielle, les douleurs diffuses, la rigidité et les douleurs articulaires, l'acidité gastrique, la mauvaise haleine, la couperose, la nervosité, la colère, les insomnies, les troubles du sommeil, les angoisses, les brûlures, les plaies, les prurits et les crampes.

La lavande aspic est efficace contre les rhinites, bronchites virales, les quintes de toux, les brûlures sévères, l'acné suintant, les entérocolites virales, la polyarthrite rhumatoïde, les piqûres d'insectes et les morsures d'animaux venimeux (araignées, serpents).

Contre-indications : L'huile essentielle de lavande (vraie, fine ou aspic) doit être utilisée en tenant compte des précautions générales relatives à l'usage des huiles essentielles.

Exemples d'utilisation :

- En cas de céphalées ou d'insomnies : mettre 15 à 30 g de fleurs par litre d'eau bouillante. Faire infuser 10 à 15 minutes. Boire 3 à 4 tasses par jour.

21. La mélisse

Nom scientifique : *Melissa officinalis*

Famille : Lamiacées

Noms populaires : Citronnelle, citrone, herbe aux citrons, piment des ruches, piment des abeilles, thé de France, silène poncirade, céline

Habitat : Plante vivace qui pousse dans les jardins, sur les sols peu fertiles et humides mais bien drainés, le long des haies ou au milieu des herbes folles à proximité des lieux habités. Elle aime aussi bien le plein soleil que la mi-ombre. Elle se multiplie par division, bouture ou par semis.

Aspect : Plante robuste de 30 à 80 centimètres, pouvant atteindre jusqu'à 1 mètre par ramification. Elle possède de nombreuses tiges à la section carrée. Les feuilles sont larges et ovales, opposées et dentées à l'aspect gaufré. Les fleurs sont blanches à deux lèvres et insignifiantes. Elles sont groupées au sommet de la tige. La floraison a lieu vers la fin de l'été. La mélisse est une plante très mellifère qui dégage une odeur citronnée puissante quand on froisse ses feuilles entre les doigts.

Composition : La mélisse contient des triterpènes, des phénols, des flavonoïdes, de l'acétate de géranyle, du citral, des sucres, du camphre, des tanins et des principes amers entre autres.

Parties utilisées : Feuilles et sommités fleuries. La plante peut être utilisée fraîche ou séchée. Toutefois, il est préférable de l'utiliser fraîche car la plante sèche perd de son efficacité.

Historique : Le nom de mélisse vient de « *melissa* » qui veut dire « *abeille* » en latin et fait référence à sa propriété mellifère.

Les médecins arabes l'utilisaient pour ses vertus antispasmodiques. Dans l'Antiquité, on s'en servait pour traiter la mélancolie. Avicenne, philosophe, écrivain, médecin et scientifique médiéval persan, disait qu'elle rendait le cœur joyeux. Au Moyen-âge en Europe, on en jonchait les sols pierreux des châteaux pour son odeur et pour éloigner les insectes. Plus tard, on dira d'elle qu'elle soigne, protège et allonge la vie.

Au XVIIème siècle, les médecins l'utilisaient pour soigner la dépression nerveuse. A la même époque, les Carmes de la rue de Vaugirard à Paris ont mis au point la recette de la célèbre eau de mélisse « *Eau des Carmes* »

Aujourd'hui, elle est utilisée à la fois pour soigner les problèmes digestifs et nerveux ainsi que les piqûres d'insectes.

Propriétés : La mélisse est antibactérienne, anti-inflammatoire, antispasmodique, antivirale, carminative, cholérétique, emménagogue, sédative, stimulante, tonique du cerveau, du cœur, de l'utérus et du système digestif, sudorifique et vermifuge. Elle repousse les insectes.

Indications : La mélisse est utilisée en cas de troubles digestifs, de migraine digestive, de névralgies, de crises nerveuses, de convulsions, d'épilepsie, de syncopes, de vertiges, d'indigestion, de colique, de troubles des règles, de syndrome prémenstruel, d'aérophagie, de nausées, de palpitations, de douleurs rhumatismales, de contusions, d'irritation de la peau et de piqûres d'insectes.

Contre-indications : Aucune contre-indication n'est connue à l'utilisation de la mélisse, que ce soit en infusion, macérations ou consommation.

Exemples d'utilisation :

- En cas de vertiges, digestion difficile ou insomnie : préparer une infusion avec 20 g à 30 g de sommités feuilles par litre d'eau. Prendre quatre à cinq tasses par jour.
- En cas de spasmes : préparer une infusion avec 50 g de feuilles par litre d'eau. Prendre quatre à cinq tasses par jour.

- En cas de contusions, douleurs rhumatismales : appliquer localement la plante fraîche écrasée au pilon. Rincer ensuite.
- 2 cuillères à soupe de vin de mélisse en cas de mauvaise digestion ou après un repas copieux.
- 1 cuillère à café d'eau de mélisse en cas de malaise ou sur un sucre en cas de nausées.

22. La menthe poivrée, la menthe verte, la menthe des champs

Nom scientifique : *Mentha piperita, mentha spicata, mentha arvensis*

Famille : Lamiacées

Noms populaires : Menthe poivrée : menthe de Notre-Dame, menthe anglaise. Menthe verte : menthe romaine, baume vert, menthe marocaine, menthe baume. Menthe des champs : menthe du Japon

Habitat : Plante vivace originaire d'Europe, d'Afrique et d'Asie. Elle pousse dans les jardins, sur les sols peu fertiles et humides mais bien drainés, le long des haies ou au milieu des herbes folles à proximité des lieux habités. Elle aime aussi bien le plein soleil que la mi-ombre.

Aspect : Plante pouvant atteindre 70 à 90 centimètres. La tige est dressée à la section carrée, les feuilles sont opposées, plus ou moins allongées selon l'espèce, ovales et dentelées, vert vif à sombre. Les fleurs sont très petites, rose pâle, disposées en épis au bout des tiges.

Composition : La menthe poivrée contient des sucres, des tanins, du menthol (environ 48 %), de la menthone et des coumarines. La menthe verte contient du menthol (environ 0,5 %), du linalol, du bornéol et de la carvone. La menthe des champs contient du menthol (environ 80 %) et des phénols.

Parties utilisées : On utilise la plante entière.

Historique : La menthe est utilisée depuis l'Antiquité pour ses propriétés digestives. Les Assyriens et les Babyloniens l'utilisaient pour combattre la paresse d'estomac.

Au Moyen-âge, Hildegarde von Bingen la conseillait pour faciliter la digestion.

La menthe poivrée a été introduite en Angleterre vers la fin du XVIIIème siècle.

De tous temps, elle a été considérée tour à tour comme anaphrodisiaque puis aphrodisiaque, depuis l'Antiquité à nos jours.

Propriétés : La menthe poivrée est un excellent activateur du système lymphatique et veineux, harmonisant du pancréas, de la rate et du foie. Elle est rafraichissante, digestive, antispasmodique, antalgique, antivirale, anti-infectieuse, antibactérienne, vermifuge, tonique et stimulante, hypertensive, hépato-tonique, anesthésiante, anti-inflammatoire intestinale et urinaire et hormone-like.

La menthe verte est anti-inflammatoire, tonique digestive et cicatrisante.

La menthe des champs est tonique stimulante à faible dose, hypertensive, stupéfiante à forte dose, antalgique, anesthésiante, antibactérienne (contre les staphylocoques et les méningocoques).

Indications : La menthe poivrée est utilisée contre les céphalées, l'eczéma, l'urticaire, les démangeaisons, les insuffisances hépato-pancréatiques, les maladies virales infantiles (varicelle), la transpiration excessive, les bouffées de chaleur de la ménopause, les nausées , l'acné, les coups de soleil, les indigestions, le mal des transports, l'aérophagie, les hépatites virales, les cirrhoses, les ulcères, les zonas, les prurits, les sinusites, l'hypotension et les troubles de la vision d'origine circulatoire.

La menthe verte est efficace pour soigner les bronchites aigues et chroniques, les insuffisances biliaires, les plaies et les cicatrices.

La menthe des champs est employée pour lutter contre les névralgies, les crises de sciatique, les migraines, l'eczéma, les ulcères, les vomissements dus à une indigestion ou à la grossesse et les sinusites.

Contre-indications : L'huile essentielle de menthe poivrée est dermocaustique. Elle ne doit être utilisée en usage externe qu'en cas de traitement très localisé. Elle est interdite pendant la grossesse et l'allaitement.

Les huiles essentielles de menthe verte et de menthe des champs ne doivent en aucun cas être administrées aux enfants de moins de trois ans, car leur utilisation peut entraîner un arrêt respiratoire.

Exemples d'utilisation :

- En cas de varicelle, vaporiser directement de l'hydrolat de menthe poivrée pour atténuer la sensation de chaleur et les démangeaisons.

23. Le millepertuis

Nom scientifique : *Hypericum perforatum*

Famille : Hypéricacées

Noms populaires : Trucheron, herbe de la St-Jean, herbe aux piqûres, chasse-diable, herbe à cent trous, herbe percée, trascalan percé, herbe à la brûlure.

Habitat : Plante herbacée des clairières et des lieux incultes. Elle pousse dans les lieux secs, au bord des chemins. Elle peut être cultivée facilement car il s'agit d'une plante très rustique nécessitant peu de soins. Elle se multiplie par division ou par semis.

Aspect : Plante vivace de 30 à 70 centimètres, pouvant atteindre jusqu'à 1,10 mètre. La tige est dressée, ramifiée, avec deux lignes saillantes qui la parcourent. Les feuilles sont petites et arrondies, opposées et parsemées de petits trous visibles à contre-jour. Les fleurs sont d'un jaune vif, en forme d'étoiles et sont groupées au sommet de la tige. La floraison a lieu au cours des mois les plus chaud, juillet et août, parfois jusqu'en septembre.

Composition : Le millepertuis contient des carbures terpéniques, des stérols, de l'acide chlorogénique, des flavonoïdes, de l'hyperforine, de l'hypéricine et de la pseudohypéricine.

Parties utilisées : Feuilles et sommités fleuries. La plante entière est utilisée pour fabriquer un macérât huileux qui devient rouge sang. Les sommités fleuries sont utilisées pour fabriquer des teintures mères et en infusion.

Historique : Le nom de millepertuis fait référence aux « *mille trous* » présents sur les feuilles. Hypericum vient du grec « *hyper* », signifiant « *au-dessus* » et « *ikon* », signifiant « *icône* » car, dans l'antiquité, des bouquets de millepertuis étaient suspendus au-dessus des statues des dieux pour éloigner les mauvais esprits.

Les Druides considéraient le millepertuis comme une herbe sacrée, car son odeur faisait fuir les mauvais esprits.

Au XIIIème siècle, il était considéré comme un tonique en usage interne et comme antiseptique pour les pansements en externe. A la même époque, les croisés l'utilisaient pour soigner leurs blessures.

Paracelse, médecin et alchimiste du XVIème siècle, le recommandait comme tonique pour soigner la mélancolie. Pourtant, ses propriétés d'antidépresseur n'ont été découvertes officiellement que dans les années 1980.

Aux XVIème et XIXème siècles, on l'utilisait régulièrement pour soigner l'asthme.

Aujourd'hui, le millepertuis est utilisé à la fois pour soigner les dépressions légères, les maladies respiratoires, les problèmes hépatiques et biliaires ainsi que sous forme d'huile pour soigner les plaies et brûlures.

Propriétés : Le millepertuis est principalement un antidépresseur. C'est un antalgique, réparateur des nerfs endommagés. C'est aussi un tonique hépatique et biliaire, il est cicatrisant et antiseptique, pectoral et décongestionnant.

L'huile de millepertuis, obtenue par macération de la plante dans de l'huile végétale est cicatrisante et antidouleur.

Indications : Le millepertuis est utilisé en cas de dépression légère ou saisonnière, de troubles digestifs, d'incontinence urinaire, de colique, de troubles de la ménopause, de syndrome prémenstruel, d'asthme, d'affections pulmonaires chroniques, de phtisie et d'hémoptysie.

L'huile de millepertuis est utilisée pour guérir les brûlures, les plaies, les coups de soleil et les ulcères.

Contre-indications : Le millepertuis contient une substance photo-sensibilisante. Il ne faut donc surtout pas l'utiliser en guise d'huile solaire, ni s'exposer au soleil après application ou utilisation en interne prolongée. Il ne faut pas non plus l'associer à des séances de luminothérapie en cas de dépression saisonnière.

Il est fortement déconseillé en cas de grossesse et peut provoquer de l'hypertension.

Il contient un inhibiteur qui peut réduire dangereusement les effets de certains médicaments tels que les contraceptifs oraux, les traitements anti-VIH, la digoxine, les antidépresseurs, etc.. Il est également déconseillé de l'utiliser en interaction avec certains médicaments tels que les anticoagulants et certaines molécules. Il est impératif de vérifier auprès d'un thérapeute en cas de traitement allopathique si la prise de millepertuis ne pose pas de problème.

Exemples d'utilisation :

- En cas d'affection respiratoire : préparer une infusion avec 20 g de sommités fleuries par litre d'eau. Prendre trois tasses par jour.
- En cas de troubles digestifs : préparer une infusion avec 15 à 30 g de sommités fleuries par litre d'eau. Prendre trois fois par jour entre les repas. L'infusion de millepertuis ne contient pas suffisamment de principes actifs pour être dangereuse.

- En cas de plaies, de brûlures, de coups de soleil : appliquer le plus tôt possible de l'huile de millepertuis. Renouveler plusieurs fois par jour jusqu'à amélioration.
- En cas de crampes ou de névralgies : appliquer de l'huile de millepertuis en massage au niveau de la douleur. Renouveler si nécessaire.

Il est dit que parce que ses feuilles sont percées de mille trous, il symbolise l'oubli des peines, du malheur, des chagrins et des douleurs qu'il soigne.

24. L'onagre

Nom scientifique : *Oenothera biennis*

Famille : Oenotheracées

Noms populaires : Primevère du soir

Habitat : Plante originaire des grandes plaines d'Amérique du nord. L'onagre pousse au bord des chemins et sur les talus des voies ferrées.

Aspect : Plante bisannuelle pouvant atteindre 30 centimètres à 1 mètre de hauteur. Sa tige est très robuste et dressée. Les feuilles sont allongées et d'un vert grisâtre.

Les fleurs ne s'ouvrent que le soir. Elles sont jaunes disposées en un long épi et possèdent 4 pétales, 4 sépales, 4 stigmates du pistil qui sont disposés en croix.

Composition : L'onagre contient des acides gras insaturés Oméga 6, de l'acide oléique, linoléique et gamma-linolénique, des tanins des mucilages et des phytostérols.

Parties utilisées : On utilise la plante entière.

Historique : L'onagre est utilisée depuis toujours par les Indiens d'Amérique sous forme de cataplasmes de feuilles pour soigner les abcès et les dartres.

Plus récemment et jusqu'à nos jours, elle est employée sous forme d'extrait fluide pour soigner diverses affections telles que l'inflammation du tube digestif, la coqueluche, l'asthme, les troubles gastriques, etc.

Propriétés : L'onagre est hypotensive, hypocholestérolémiante, sédative du pneumogastrique et antispasmodique.

Indications : L'onagre est utilisée pour soigner l'athérosclérose, le diabète, les troubles hépatiques, l'arthrite, la schizophrénie, l'hypertension artérielle, le cholestérol, les douleurs mammaires, le syndrome prémenstruel, l'eczéma et le psoriasis.

L'onagre est également employée en prévention de la thrombose et des maladies dégénératives du système nerveux telles que la sclérose en plaque.

L'onagre est également très efficace en cas de cystite, d'inflammation gastro-intestinale, d'asthme, de coqueluche et de fièvre typhoïde.

Contre-indications : L'onagre est toxique à forte dose. Elle peut alors provoquer des maux de tête et des nausées.

Exemples d'utilisation :

- En cas douleurs mammaires liées à une mastose, masser doucement les seins avec de l'huile d'onagre associée à de l'huile de bourrache.

25. L'oranger amer, l'oranger doux, la bergamote

Nom scientifique : *Citrus aurantium var aurantium, citrus sinensis, citrus bergamia*

Famille : Rutacées

Noms populaires : Bigaradier, oranger de Séville

Habitat : Plante originaire d'Asie, de l'Inde jusqu'au sud de la Chine. L'oranger pousse dans la plupart des régions tropicales et subtropicales. L'oranger amer et l'oranger doux sont cultivés en Europe dans les régions méditerranéennes.

Aspect : Arbre pouvant atteindre 15 mètres de hauteur. Les branches forment des rameaux épineux. Les feuilles sont coriaces et persistantes, vert foncé et brillantes.

Les fleurs sont blanches aux petits pétales épais et très aromatiques. Le fruit, l'orange, est juteux, acide, amer ou doux.

Composition : L'orange contient du linalol, du limonène, des aldéhydes, des coumarines et des furocoumarines. Les fleurs contiennent des flavonoïdes. Les zestes contiennent du limonène, des flavonoïdes, du carotène, de la pectine et de la vitamine C.

Parties utilisées : On utilise le zeste de l'orange amère et de l'orange douce, les feuilles pour l'huile essentielle de petit-grain, les fleurs pour l'huile essentielle de néroli, le zeste et les feuilles pour l'huile essentielle de bergamote.

Historique : L'oranger amer a été introduit en Europe au XIème siècle. Il a été remplacé par l'oranger doux quatre-cents ans plus tard.

Propriétés : L'orange amère est calmante, sédative et anti-inflammatoire.

Le petit-grain est rééquilibrant nerveux, antispasmodique et anti-inflammatoire.

Le néroli est antibactérien (contre l'Escherichia coli par exemple), antiparasitaire, antidépresseur, équilibrant nerveux.

La bergamote est antiseptique, calmante, sédative, antispasmodique et anti-inflammatoire.

Indications : L'orange amère est utilisée contre l'anxiété, les vertiges, la nervosité, les difficultés de digestion.

Le petit-grain est efficace contre les problèmes nerveux, les insomnies, l'acné infectée.

Le néroli est employé pour soigner les entérocolites bactériennes et parasitaires, les hémorroïdes, la tuberculose pulmonaire et la dépression nerveuse.

La bergamote soulage les colites spasmodiques, le paludisme, les insomnies, la dépression et les rhumatismes

Contre-indications : Les huiles essentielles d'agrumes sont photo-sensibilisantes en usage externe. Il ne faut donc pas s'exposer au soleil après application cutanée.

Exemples d'utilisation :

- En cas de stress ou d'anxiété, déposer une goutte d'huile essentielle de petit-grain à l'intérieur de chaque poignet et les frotter l'un contre l'autre. Une troisième goutte sera appliquée sur le plexus solaire.

26. La reine des prés

Nom scientifique : *Filipendula ulmaria, spirea ulmaria*

Famille : Rosacées

Noms populaires : Ulmaire, vignette, herbe aux abeilles, grande potentille, barbe de chèvre, ormière, pied de bouc, spirée, barbe de bouc, spirée ulmaire, belle des prés, bille des prés, billette, reinette.

Habitat : Plante qui pousse dans les lieux humides de toutes nos régions.

Aspect : Grande plante vivace pouvant atteindre plus d'un mètre de hauteur et poussant en touffes. La tige est dressée et rougeâtre. Les feuilles sont divisées en folioles dentées.

Les fleurs sont blanc-crème, groupées en grappes s'évasant vers le haut. La floraison a lieu en été.

Les fruits sont de petites boules vertes et spiralées. La plante est odorante au froissement.

Composition : La reine des prés contient des tanins, de l'acide salicylique, du fer, du soufre et du calcium.

Parties utilisées : On utilise la plante entière.

Historique : La reine des prés était employée à la Renaissance pour lutter contre la dysenterie et toutes les maladies que l'on attrape dans les lieux humides.

Propriétés : La reine des prés est anti-inflammatoire, antirhumatismale, diurétique, antispasmodique, antiacide, astringente, fébrifuge, tonique cardiaque et gastrique, cicatrisante.

Elle est également un très bon somnifère.

Indications : La reine des prés est utilisée pour soigner l'urémie, les rhumatismes, les douleurs urinaires, la goutte, la cellulite, l'artériosclérose, l'acidité gastrique, les diarrhées, les œdèmes, toutes les rétentions liquidiennes, les lithiases urinaires, les insuffisances biliaires, les coupures, les coupures et les brûlures.

Contre-indications : La reine des prés ne doit pas être utilisée en cas d'allergie à l'aspirine.

Exemples d'utilisation :

- En cas de plaie, d'ulcère ou de douleurs rhumatismales, faire infuser 30 à 50 g de plante dans 1 litre d'eau bouillante pendant 15 à 20 minutes. Appliquer directement sur les parties douloureuses en compresses après avoir plongé de la gaze ou de la ouate dans le liquide tiède ou froid.

27. Le romarin officinal, ct camphre, ct cinéole, ct verbénone

Nom scientifique : *Rosmarinus officinalis L. camphoriferum, L. cineoliferum, L. verbenoniferum.*

Famille : Lamiacées

Noms populaires : Rose marine, encensier, romarin des troubadours, herbe aux cantonniers, herbe aux couronnes, roumanienou.

Habitat : Plante originaire des rives méditerranéennes. Le romarin pousse dans les lieux arides du Midi de la France, souvent près du littoral méditerranéen. Il est cultivé comme plante condimentaire ou comme haie. Il aime les emplacements ensoleillés et abrités mais supporte les basses températures, de -5°C à -15°C en hiver.

Aspect : Arbrisseau touffu pouvant atteindre environ 1 mètre de hauteur. Les tiges sont ligneuses, recouvertes dc petites feuilles très nombreuses, persistantes, linéaires, coriaces, et opposées ressemblant à des aiguilles de conifères. Les fleurs sont petites, bleu-pâle à mauve, possédant deux lèvres et regroupées à la base des feuilles, vers le sommet des rameaux.

Composition : Le romarin contient des flavonoïdes, des tanins, de l'acide rosmarinique et, selon le chémotype, du camphre, du linalol, du verbénone ou du 1.8 cinéole.

Parties utilisées : On utilise la plante entière.

Historique : Le romarin était surnommé « *rosée des mers* » par les latins du fait qu'il pousse près de la mer.

Au Moyen-âge, il garnissait la plupart des jardins.

Au XIVème siècle, le romarin à verbénone était utilisé pour fabriquer l'ancêtre de l'eau de Cologne.

Propriétés : Le romarin est stimulant, tonique de la vésicule biliaire et du foie, antioxydant, anti-inflammatoire, antimigraineux, assainissant et tonique nerveux.

Le romarin à verbénone est un excellent activateur du métabolisme, stimulant des reins et du système cardiovasculaire, expectorant et mucolytique, stimulant hépatobiliaire, digestif, détoxiquant et antispasmodique.

Le romarin à camphre possède une action neuromusculaire.

Le romarin à cinéole est expectorant, antibactérien (contre les staphylocoques, streptocoques, Escherichia coli, etc.).

Indications : Le romarin est couramment utilisé pour soigner les troubles biliaires et hépatiques, l'asthénie, la migraine et les rhumatismes.

Le romarin à camphre est employé pour soulager les contractures musculaires, les crampes, l'hypertension cérébrale et les troubles des règles.

Le romarin à cinéole soigne les otites, les sinusites et les refroidissements pulmonaires.

Le romarin à verbénone est efficace contre l'hypotension, les troubles hépatobiliaires, les prostatites, les faiblesses rénales, la rétention d'eau liée au syndrome prémenstruel, l'acné, les bronchites ainsi que les entérocolites virales et colibacillaires.

Contre-indications : Le romarin à camphre est neurotoxique et abortif. Il est strictement interdit pendant la grossesse, sous forme d'huile essentielle. L'huile essentielle de romarin à verbénone est hépatotoxique.

Exemples d'utilisation :

- En cas d'asthénie, d'affection cutanée, de gonflement articulaire ou d'entorse, mettre 30 à 60 g de romarin dans 1 litre de bon vin. Laisser macérer quelques jours. Boire 2 ou 3 verres par jour. Utiliser en compresse en cas de problème cutané, articulaire ou musculaire.

28. La ronce

Nom scientifique : *Rubus fructicosus, rubus coesius*

Famille : Rosacées

Noms populaires : Mûrier sauvage, mûrier des haies, mûrier de renard, aronce, éronce.

Habitat : Plante originaire d'Europe et d'Asie. La ronce pousse dans toutes les régions tempérées du globe, dans les lieux incultes, les haies et les lisières des bois.

Aspect : Plante rampante et buissonnante dont la tige est parsemée d'aiguillons acérés. Les feuilles sont alternées et possèdent de 2 à 5 folioles. Les fleurs sont blanches ou roses et sont regroupées en grappes terminales.

Les fruits, qui sont appelés « mûres sauvages » sont noirs, parfois bleus, juteux et sucrés. Ils ressemblent par la forme aux framboises.

Composition : La ronce contient des tanins et des flavonoïdes. Les mûres contiennent des vitamines C et E, du potassium, du cuivre et du magnésium.

Parties utilisées : On utilise les feuilles, les jeunes pousses, les bourgeons et les fruits.

Historique : La ronce était couramment utilisée au Moyen-âge. Hildegarde von Bingen recommandait ses feuilles pour soigner les hémorroïdes.

Propriétés : La ronce est astringente, antiseptique, dépurative, diurétique, hémostatique, hypoglycémiante et tonique.

Indications : La ronce est utilisée pour soigner les diarrhées, les angines, les ulcérations de la gorge, les aphtes, les stomatites et les hémorroïdes.

Contre-indications : Aucune connue.

Exemples d'utilisation :

- En cas de maux de gorge, faire bouillir pendant 15 minutes 100 g de feuilles par litre d'eau. Laisser tiédir et ajouter 1 cuillère à café de miel. Utiliser en gargarisme 6 fois par jour.

29. La sauge officinale, la sauge sclarée

Nom scientifique : *Salvia officinalis, salvia sclarea*

Famille : Lamiacées

Noms populaires : Herbe sacrée, thé d'Europe, thé de France, thé de Grèce, thé de Provence, grande sauge.

Habitat : Plante originaire de la partie occidentale du bassin méditerranéen. La sauge pousse dans les régions ensoleillées d'Italie, de France et d'Afrique du nord. Elle aime les lieux arides du Midi de la France, les sols bien fertiles, bien drainés et le plein soleil.

Aspect : La sauge officinale est un sous-arbrisseau d'environ 50 centimètres. Les rameaux sont dressés, les feuilles sont opposées, ovales, allongées, granuleuses et d'un vert grisâtre, feutrées de poils blancs. Les fleurs sont violacées et groupées au sommet de la tige.

La sauge sclarée possède des feuilles plus larges que la sauge officinale, presque triangulaires et plus vertes. Les fleurs sont petites, virant du bleu pâle au rose.

Composition : La sauge officinale contient des mucilages, des phénols, des aldéhydes, des tanins, des flavonoïdes, du camphre, des cétones et des coumarines.

La sauge sclarée contient du linalol.

Parties utilisées : On utilise les feuilles et les fleurs.

Historique : En latin, « *salvia* » signifie « *sauver* », « *guérir* ». Dans l'Europe du Moyen-âge, on croyait que la sauge officinale chassait les mauvais esprits et les énergies négatives et la sauge sclarée était employée pour soigner les inflammations oculaires.

La sauge sclarée est également utilisée par les chamans pour éloigner les mauvais esprits et pour atteindre la sagesse.

Propriétés : La sauge officinale harmonise les fonctions rénales, surrénales et hépatiques, régularise la transpiration, renforce la flore intestinale et vaginale. Elle a des vertus hypocholestérolémiantes, désintoxiquantes, fongicides, œstrogène-like, digestives, régénératrices et tonifiantes des gencives et cicatrisantes, anti-oxydantes et coupe-faim. Elle est également antibactérienne spécifique (bactéries à gram + et gram -), antivirale, tonique des voies digestives et du système nerveux.

La sauge sclarée est un excellent euphorisant, antidépresseur, régulateur hormonal, antispasmodique, relaxant musculaire et nerveux, anti-inflammatoire, analgésique. Elle est œstrogène-like, anti-épileptisante et neurotonique.

Indications : La sauge officinale est utilisée en cas d'insuffisance hépatobiliaire, syndrome prémenstruel, pré-ménopause et ménopause, infections buccales, gingivites, aphtes, asthme, bronchite, toux, transpiration excessive, boulimie et problème du cuir chevelu.

Elle est également efficace pour lutter contre les entérites virales, la polyarthrite rhumatoïde, les nausées et l'asthénie.

La sauge sclarée soulage les troubles menstruels et de la ménopause, les bouffées de chaleur, les sautes d'humeur, la dépression, la spasmophilie, les mycoses cutanées. Elle est également en cas d'absence de règles et d'hypercholestérolémie.

Contre-indications : L'huile essentielle de sauge officinale est neurotoxique et abortive. Elle est interdite durant toute la grossesse et ne doit pas être utilisée par voie orale. L'huile essentielle de sauge sclarée est déconseillée en cas de mastose.

Exemples d'utilisation :

- En cas de suées nocturnes liées à la ménopause, faire infuser 15 à 20 g (5 ou 6 feuilles) de sauge officinale dans 1 litre d'eau bouillante. Boire 1 tasse après chaque repas et 1 tasse au coucher.
- Vaporiser de l'hydrolat de sauge officinale associé à de l'hydrolat de cèdre rend les cheveux soyeux et favorise leur pousse.

30. Le souci

Nom scientifique : *Calendula officinalis*

Famille : Astéracées

Noms populaires : Calendula, fleur de tous les mois, souci des jardins, grand souci, souci cultivé, souci des champs, souci des vignes, petit souci.

Habitat : Plante originaire du bassin méditerranéen.

Aspect : Plante annuelle à tige dressée, mesurant environ 40 à 50 centimètres. Les feuilles sont épaisses, vert clair. Les fleurs possèdent de grands capitules jaune-orangé, formés d'une couronne double de fleurs en languettes et d'un cœur de fleurs en tubes.

Composition : Le souci contient des flavonoïdes, des caroténoïdes, des mucilages et de l'acide salicylique.

Parties utilisées : On utilise les fleurs.

Historique : Au XIIème siècle, Hildegarde von Bingen l'utilisait contre la teigne du cuir chevelu. A la même époque, Albert le Grand, frère dominicain, philosophe, théologien, naturaliste et chimiste, recommandait son usage comme cicatrisant, contre les troubles de l'intestin, les piqûres d'insectes et de serpents. Au XVIème siècle en Italie, le souci était recommandé pour la fabrication d'un collyre soignant les problèmes oculaires.

Propriétés : Le souci est cicatrisant, anti-infectieux, antibactérien, anti-inflammatoire, antifongique, emménagogue, régulateur des règles, dépuratif, sudorifique, diurétique, hypotenseur et antiseptique.

Indications : Le souci est utilisé en cas d'ophtalmie, de brûlures, d'engelures, de plaies infectées, de maladies de peau, d'acné, de cors, de verrues, d'absence de règles ou de règles douloureuses.

Il est également efficace en cas de congestion hépatique, d'ulcère gastrique et intestinal, de crevasse, de furoncle, de dartre et d'irritation cutanée.

Contre-indications : Aucune connue

Exemples d'utilisation :

- En cas de cors et de verrues, appliquer directement en cataplasme des pétales pilés et réduits en bouillie.
- En cuisine, le souci remplace le safran pour colorer le riz.

31. Le thym vulgaire ct thymol, ct géraniol, ct bornéol-carvacrol, ct linalol, ct thujanol

Nom scientifique : *Thymus vulgaris L. thymoliferum, L. geranioliferum, L. borneol-carvacroliferum, L. linaloliferum, L. thujanoliferum*

Famille : Lamiacées

Noms populaires : Farigoule, farigoulette, barigoule, pote, mignotise des genevois, thym vulgaire.

Habitat : Plante originaire de la partie occidentale du bassin méditerranéen. Le thym pousse sur les sols pierreux et pauvres du Midi de la France, d'Espagne et d'Italie. Le thym à thujanol pousse dans le département de la Drôme. Il aime le soleil et la chaleur mais supporte le froid, jusqu'à -15°C.

Aspect : Petit arbrisseau vivacc, atteignant de 10 à 30 centimètres de hauteur. La tige est ligneuse. Les feuilles sont très petites, étroites et d'un vert grisâtre. Les fleurs sont minuscules, blanc rosé à rose pâle.

Composition : Le thym contient selon le terrain où il pousse du thymol, du géraniol, du bornéol-carvacrol, du linalol ou du thujanol.

Parties utilisées : On utilise la plante entière.

Historique : Le thym est utilisé depuis l'Antiquité en tant que plante médicinale ou pour la cuisine. Les Egyptiens l'employaient pour embaumer les morts, tandis que les Grecs en parfumaient leurs plats ou leurs bains.

Propriétés : Le thym à thymol est analgésique, antibactérien, antiseptique, antifongique, désintoxiquant général, anti-infectieux majeur à large spectre, tonique, antispasmodique et tonique du cuir chevelu.

Le thym à géraniol est antibactérien majeur à large spectre, antifongique, antiviral, neurotonique et cardiotonique.

Le thym à linalol est antibactérien, antifongique, antiviral, désinfectant cutané, tonique nerveux, équilibrant énergétique et antiparasitaire.

Le thym à thujanol est antibactérien, antiviral et réchauffant.

Indications : Le thym à thymol est utilisé contre l'asthénie générale, les coliques, la fatigue générale, l'hypotension, les infections des voies respiratoires et des intestins ainsi que toutes les pathologies infectieuses diverses et les rhumatismes.

Le thym à géraniol soigne les bronchites, les entérites virales et toutes sortes d'attaques virales.

Le thym à linalol est efficace en cas d'asthénie nerveuse, de colite parasitaire, d'entérocolite, de faiblesse immunitaire, d'impétigo, d'infections buccales, d'acné, de dermatite, de stomatite candidosique et virale.

Le thym à thujanol est utilisé pour soigner les otites, les rhinites, les rhinopharyngites, les grippes, les bronchites, les stomatites et les amygdalites.

Contre-indications : Le thym à thymol peut être irritant pour la peau. Il est excitant et son utilisation ne doit pas continuer après 18 heures. Les personnes souffrant d'hypertension artérielle ne doivent pas suivre des traitements supérieurs à une semaine. Par ailleurs, l'huile essentielle de thym doit être utilisée en tenant compte des précautions générales relatives à l'usage des huiles essentielles. Elle ne doit pas être administrée aux enfants de moins de 6 ans, les femmes enceintes et allaitantes.

Exemples d'utilisation :

- En cas d'impétigo ou de dermatite, vaporiser directement de l'hydrolat de thym à linalol plusieurs fois par jour, jusqu'à guérison.
- En prévention contre la grippe, ajouter une cuillère à soupe d'hydrolat de thym à linalol dans l'eau du bain de bébé.
- En cas d'infection, de mal de gorge, d'angine ou de laryngite, vaporiser directement de l'hydrolat de thym à thymol toutes les 30 minutes.

32. La verveine odorante, la verveine officinale

Nom scientifique : *Lippia citriodora, verbena officinalis*

Famille : Verbenacées

Noms populaires : Verveine odorante : verveine citronnelle, verveine des Indes, thé arabe, verveine du Pérou, verveine à trois feuilles.

Verveine officinale : verveine des champs, herbe à tous les maux, herbe sacrée, guérit tout, herbe aux sorciers, herbe du sang, herbe du foie.

Habitat : Plante originaire d'Amérique du sud, elle pousse dans toutes les régions tempérées et qui ne connaissent pas ou peu le gel d'Europe, d'Asie et d'Afrique du nord. Elle aime le bord des chemins et les lieux incultes.

Aspect : Verveine odorante : arbrisseau pouvant atteindre jusqu'à 2 mètre de hauteur. Les tiges sont longues et ligneuses. Les feuilles sont étroites, allongées, rugueuses au toucher et très odorantes. Elles sont groupées par trois autour de la tige. Les fleurs sont minuscules, blanches à l'extérieur et bleuâtres à l'intérieur.

Verveine officinale : arbrisseau vivace atteignant 40 à 80 centimètres de hauteur. La tige est dressée et ramifiée. Les feuilles sont opposées et profondément découpées. Les fleurs sont petites, mauves et réunies en longs épis filiformes.

Composition : La verveine odorante contient du cinéole, du limonène, du géraniol, des tanins, des mucilages et des flavonoïdes.

La verveine officinale contient des tanins, des mucilages et de la verbénine.

Parties utilisées : On utilise les feuilles de la verveine odorante et la plante entière pour la verveine officinale.

Historique : La verveine odorante est considérée comme une plante précieuse depuis l'Antiquité. Elle fut vénérée et associée à Isis.

Au Moyen-âge, les druides gaulois l'utilisaient pour leurs prophéties.

La verveine officinale était sacrée pour les Gaulois. Elle était utilisée pour soigner l'épilepsie, les fièvres, les angines, les maladies de peau et les contusions.

Propriétés : La verveine odorante est un anti-inflammatoire majeur, diurétique, elle stimule le foie et le pancréas, les intestins et la thyroïde. Elle est anxiolytique, neurotonique, sédative, excitante et digestive.

La verveine officinale est apéritive, digestive, antirhumatismale, antalgique, sédative, antispasmodique, antinévralgique, fébrifuge, expectorante et galactogène.

Indications : La verveine odorante est utilisée en cas de digestion difficile, de spasmes gastriques, de troubles du sommeil, de coliques intestinales, de constipation, de spasmes et de douleurs liés au syndrome prémenstruel, de psoriasis, de neurasthénie et de cellulite.

La verveine officinale soulage les foulures, les points de côté, les contusions, les ecchymoses, les petits problèmes cutanés, les douleurs gastriques, les rhumatismes, les névralgies, le paludisme, les contusions et les entorses. Elle est également efficace dans la préparation à l'accouchement et en cas d'insuffisance lactée.

Contre-indications : La verveine odorante est irritante à forte dose, elle peut provoquer des gastrites.

Exemples d'utilisation :

- En cas de psoriasis, vaporiser directement de l'hydrolat de verveine officinale plusieurs fois par jour, jusqu'à amélioration.
- En cas de digestion difficile, faire infuser 30 g de verveine odorante dans 1 litre d'eau bouillante pendant 10 à 15 minutes. Boire une tasse après les repas.
- En cas de contusions, mettre 40 à 50 g de verveine officinale dans un litre d'eau froide. Faire bouillir 20 minutes. Utiliser cette décoction en compresses.

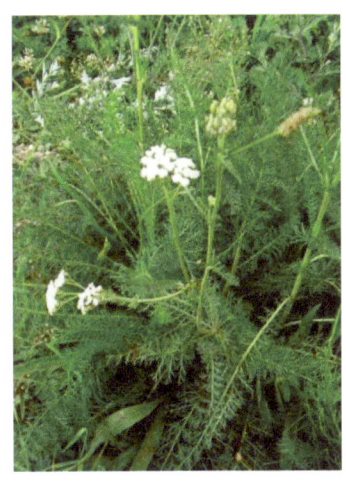

L'achilée millefeuille

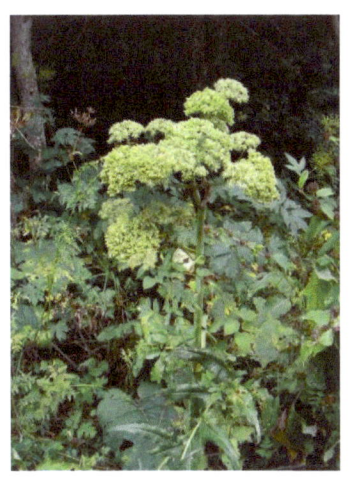

L'Angélique

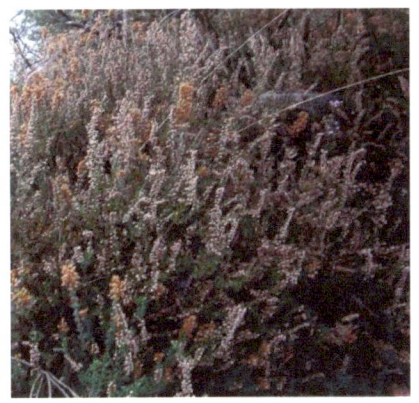

La bruyère

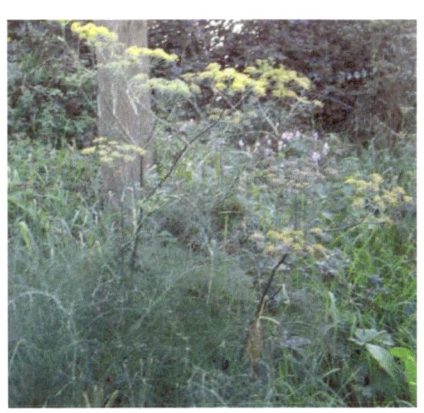

Le fenouil

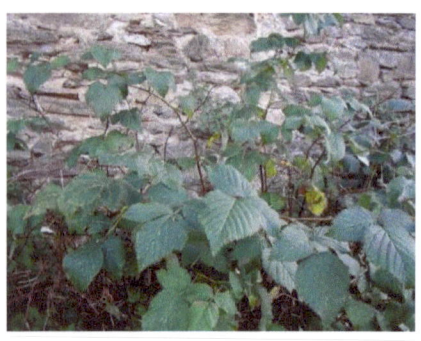

Le framboisier

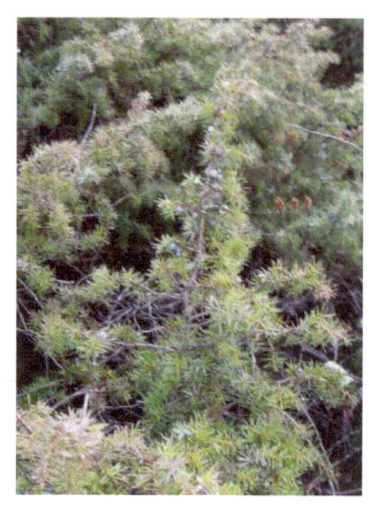

Le genévrier

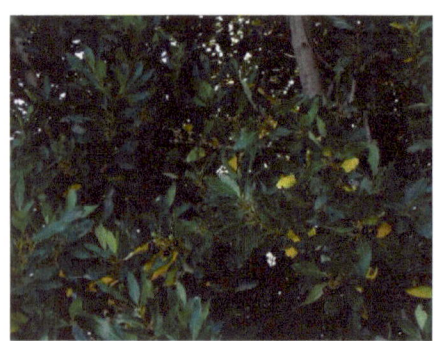

Le laurier

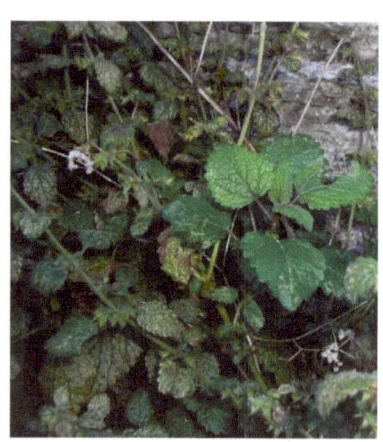

La mélisse

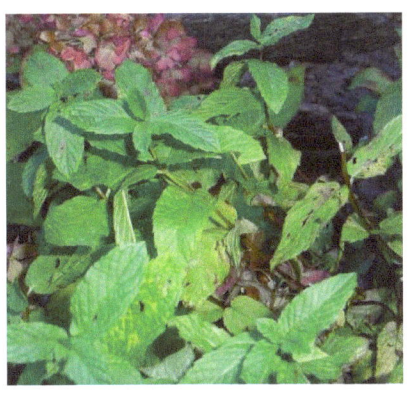

La menthe

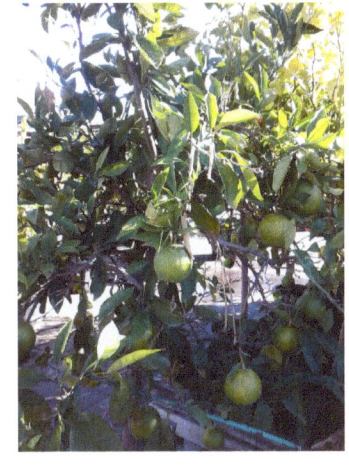

L'oranger

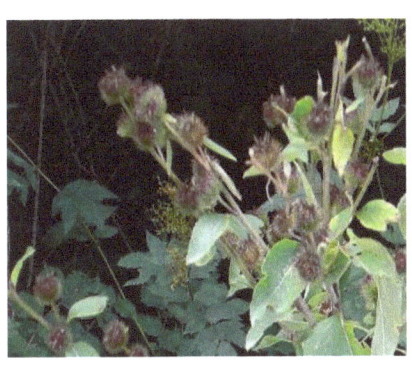

La reine des prés

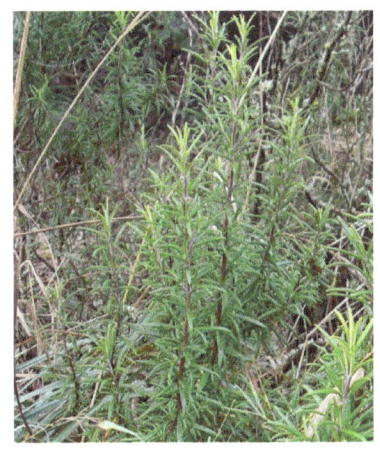

Le romarin

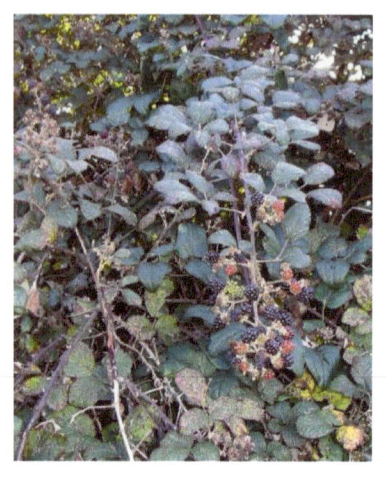

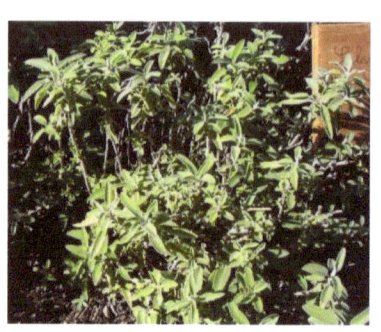

La sauge officinale

La ronce

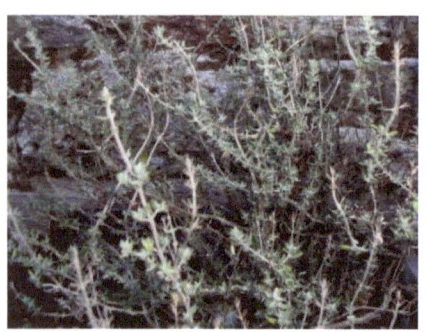

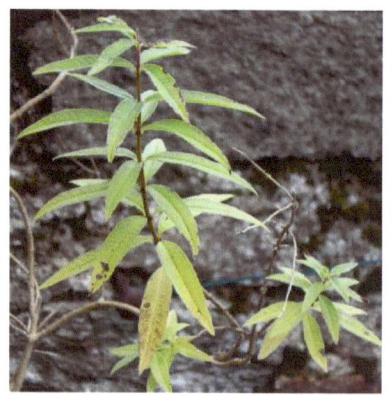

Le thym

La verveine odorante

Chapitre III – Les solutions naturelles au quotidien

Dans ce chapitre seront abordés des soucis que toute personne est amenée à rencontrer au cours de sa vie. Des solutions naturelles seront proposées. Bien entendu, les recettes et les conseils délivrés dans cet ouvrage ne se substituent en aucun cas à une consultation médicale.

Dans un premier temps, j'ai choisi d'aborder les soucis quotidiens de façon théorique, en apportant des précisions lorsque cela est nécessaire.

Une deuxième partie récapitule les 18 recettes pratiques qui pourront être utilisées pour fabriquer les remèdes proposés dans la première partie. Les posologies sont à suivre impérativement. Par contre, la quantité de gouttes d'huiles essentielles ou le nombre de millilitres peuvent être divisés ou multipliés pour fabriquer la quantité nécessaire de produit. Il suffit de respecter les proportions, comme pour une recette de cuisine...

1. Les bouts de choux

Les enfants les plus jeunes sont plus fragiles et doivent être soignés avec des précautions particulières. Les médecines naturelles ne sont pas forcément des médecines douces, adaptées aux jeunes enfants, c'est le cas de l'aromathérapie.

Pour les nourrissons, l'hydrolathérapie fait des merveilles. La douceur des hydrolats associée à leur efficacité fait d'eux le remède privilégié pour soigner les plus jeunes, mais aussi les autres…

A. Les tout-petits

Qu'y a-t-il de plus précieux que les enfants ? Ils sont fragiles et dépendants de leurs parents.

Leur santé est la première préoccupation de ceux qui les élèvent et c'est normal.

Il existe des solutions naturelles pour remédier à quelques petits tracas de leur quotidien, d'autant que les soucis des tout-petits peuvent gâcher l'existence des bébés et des parents.

a. Les coliques (Cf. recette n° 1)

Les coliques sont fréquentes chez les nourrissons. Elles sont très désagréables pour eux, ils pleurent, sont fatigués et grincheux.

Quant aux parents, ils ne savent pas toujours quoi faire et se sentent impuissants.

En général, elles ne sont pas graves. Elles peuvent être dues à l'adaptation du système digestif encore immature de l'enfant.

Pour calmer les coliques, on peut avoir recours à l'hydrolathérapie : 1 cuillère à café d'hydrolat de camomille romaine dans le biberon trois fois par jour ou en vaporisation directe sur le mamelon de la maman pour les bébés allaités peuvent soulager bébé.

Ajoutez à cela un massage tout en douceur de maman ou papa sur le petit ventre de bébé et le voilà déjà plus calme.

Si vous voyez que les coliques sont récurrentes et que l'hydrolat de camomille romaine est inefficace, n'hésitez pas à consulter votre médecin traitant ou votre pédiatre.

Pour les bébés nourris au lait de vache, les coliques (souvent accompagnées de vomissements) peuvent être le signe d'une intolérance au lactose.

b. <u>Les poussées dentaires (Cf. recette n° 2)</u>

Elles sont très douloureuses, voire insupportables. Pourtant, tous les bébés y sont confrontés entre 6 et 30 mois. Elles sont donc inévitables.

Elles peuvent être soulagées par l'hydrolathérapie, en vaporisant plusieurs fois par jour de l'hydrolat de camomille romaine directement dans la bouche de bébé.

L'aromathérapie peut aussi être utilisée dans ce cas, à des doses très faibles d'huiles essentielles de clou de girofle et de camomille romaine diluées dans de l'huile végétale de millepertuis.

2 à 3 gouttes du mélange en massage directement sur la gencive 2 à 3 fois par jour, par le pouvoir anesthésiant du clou de girofle et les propriétés calmantes des deux autres composants, permettent à bébé de moins souffrir.

c. <u>Les difficultés d'endormissement (Cf. recette n° 3)</u>

Elles peuvent avoir plusieurs origines : l'énervement, l'excitation, une mauvaise digestion, etc.

Parfois bébé met longtemps avant de s'endormir. Il s'agite, pleure, il est impossible à calmer.

L'hydrolathérapie peut vous aider à faire en sorte que bébé rejoigne les bras de Morphée plus vite et profite d'un sommeil réparateur, indispensable à sa bonne santé. Il suffit de diluer une cuillère à café d'hydrolat de fleurs d'oranger (ou Néroli) dans un biberon d'eau tempérée avant le coucher.

L'aromathérapie, en créant une ambiance propice au repos peut aussi inciter bébé à s'endormir. Pour cela, il suffit de diffuser un mélange d'huiles essentielles de petit grain bigaradier et de lavande vraie ou fine pendant 10 minutes, une heure avant le coucher.

<u>Attention, il ne faut jamais diffuser des huiles essentielles à proximité d'un enfant endormi car la diffusion est trop forte et trop directe.</u>

B. A l'école

a. <u>Les poux</u>

Les poux ne sont pas un signe de manque d'hygiène. Tous les enfants sont concernés, même ceux dont la propreté n'est pas à remettre en cause.

Les adultes ne sont pas épargnés, en particulier ceux qui sont en contact régulier avec des enfants.

Les poux sont des parasites de quelques millimètres seulement, très difficiles à voir à l'œil nu. La plupart du temps, ce sont les démangeaisons qui préviennent de leur présence.

Ils sont très difficiles à éradiquer, d'autant qu'ils s'habituent de générations en générations aux produits anti-poux disponibles dans le commerce. Les bonnes vieilles méthodes et les huiles essentielles, quant à elles, sont encore efficaces.

Il faut savoir que les poux provoquent des lésions du cuir chevelu qui peuvent s'infecter lorsqu'on les gratte, ce qui à la longue peut causer des croûtes et entraîner la perte des cheveux.

Les poux pondent leurs œufs, les lentes, sur la racine des cheveux. Elles sont accrochées solidement et sont difficiles à enlever.

Elles éclosent 7 à 10 jours après la ponte et une femelle pou peut pondre 10 œufs par jour. Les poux et les lentes peuvent survivre 36 heures loin des cheveux et leur durée de vie est d'environ une semaine.

L'échange de vêtements, la superposition des affaires sur les porte-manteaux des écoles, les câlins tête contre tête, les selfies ainsi que la promiscuité favorisent la migration des poux d'une tête à une autre.

Un enfant qui rapporte des poux de l'école a très vite fait de contaminer toute sa famille. C'est pourquoi il est important de vérifier régulièrement la tête des enfants, surtout à la rentrée des classes, période de pic épidémique.

Alors qu'est-il possible de faire contre les poux ?

Un traitement préventif (Cf. recette n° 4) :

En ajoutant certaines huiles essentielles à votre shampooing habituel et en appliquant de l'huile essentielle de lavandin pure sur le cuir chevelu, au niveau du front, derrière les oreilles et au niveau de la nuque deux soirs de suite.

ATTENTION ! Avant d'utiliser une huile essentielle pure sur la peau d'un enfant, il est indispensable de tester la réaction de la peau en appliquant une goutte pure dans le pli du coude et d'attendre 15 minutes. S'il n'y a pas de réaction, elle peut être utilisée en voie cutanée.

Deux solutions curatives :

La première, le cataplasme (Cf. recette n° 5) posé sur le cuir chevelu et les cheveux et qui repose 20 minutes sous plastique avant le shampooing.

La deuxième, le traitement (Cf. recette n° 6) gardé toute la nuit et combiné le lendemain avec un shampooing répulsif.

Dans les deux cas, il est indispensable de passer un peigne fin dans les cheveux pour faire tomber les poux morts et les lentes.

La durée de vie d'un pou étant d'environ une semaine, il sera nécessaire de renouveler l'opération une semaine plus tard et d'utiliser le shampooing répulsif entre les deux traitements.

Lorsqu'un enfant a rapporté des poux de l'école, tous les membres de la famille doivent à minima utiliser le shampooing répulsif et appliquer du lavandin super pour éviter d'être infestés.

b. <u>Les genoux écorchés et autres plaies (Cf. recette n° 7)</u>

Tous les enfants rentrent un jour de l'école ou d'ailleurs avec un genou ou un coude écorché. Les écorchures sont inévitables, surtout chez les enfants.

En jouant, sautant et courant… les chutes sont très fréquentes mais elles sont rarement graves. Par contre, sans soins, elles peuvent s'infecter et s'aggraver.

Il est donc important de prendre soin de la plaie, bien sûr mais aussi de la région qui entoure la plaie car elle est souvent meurtrie et un bleu peut apparaître.

Avec de bons soins et un bisou, ce sera vite oublié.

En premier lieu, nettoyer la plaie pour éviter qu'elle s'infecte. Avec une gaze stérile et un mélange d'hydrolat de tea-tree et de lavande vraie, vaporisés directement sur la plaie, il faut tamponner doucement et bien regarder qu'il ne reste pas de gravillons par exemple. Si c'est le cas, les enlever doucement avec le bout de la compresse ou avec une pince à épiler désinfectée à l'alcool.

Si la plaie saigne abondamment, vous pouvez vaporiser de l'hydrolat de ciste ladanifère.

Pour favoriser la cicatrisation, vous pourrez appliquer un peu de gel d'aloe vera avec une goutte de lavande vraie. Ensuite, il ne restera plus qu'à protéger avec un pansement.

Afin d'éviter l'apparition d'un hématome, vous pouvez appliquer 1 goutte d'huile essentielle d'hélichryse italienne diluée dans un peu de gel d'aloe vera ou d'huile végétale d'arnica ou d'amande douce.

Le nettoyage, le traitement et le pansement doivent être renouvelés plusieurs fois le premier jour et jusqu'au début de la cicatrisation.

L'aloe vera et la lavande doivent être appliqués jusqu'à cicatrisation complète.

c.   <u>Les bleus et les bosses (Cf. recette n° 8)</u>

Comme les écorchures, en général, les bleus et les bosses ne sont pas graves et relativement fréquents. Par contre, ils peuvent être douloureux du fait qu'une poche de sang se forme sous la peau à cause de la rupture de petits vaisseaux à la suite d'un coup. La douleur disparaît en général très vite et le bleu aussi.

Toutefois, il y a deux niveaux de gravité : l'ecchymose, qui est superficielle et va disparaître rapidement et l'hématome qui peut s'installer et ne disparaître qu'au terme d'une période plus longue, parfois plusieurs mois.

La guérison des bleus peut se contrôler à l'œil nu car leur couleur change au fur et à mesure. Ils passent du bleu au violet puis au marron et au jaune pour disparaître complètement.

Pour accélérer la disparition d'un bleu, il est indispensable de le soigner, le plus tôt possible. S'il est traité dès les premières minutes suivant le traumatisme, il peut même ne pas apparaître du tout.

La première chose à faire, c'est de vérifier si l'endroit du choc est susceptible d'entraîner des complications. S'il s'agit de la tête, attention ! Un coup peut entraîner une commotion cérébrale. Il est donc impératif de surveiller étroitement l'enfant.

Les points de surveillance sont :

L'enfant saigne-t-il ? Si oui, contrôler la profondeur de la plaie. Sur le cuir chevelu, une petite plaie superficielle peut provoquer un saignement impressionnant car il est parcouru d'un nombre important de capillaires.

Si la plaie est superficielle, vous pouvez arrêter le saignement en vaporisant de l'hydrolat de ciste ladanifère et procéder comme précédemment, pour les écorchures.

Si la plaie est profonde, n'attendez pas et consultez le plus tôt possible.

L'enfant est-il cohérent dans ses propos ?

L'enfant a-t-il vomi ?

L'enfant a-t-il des vertiges ?

L'enfant a-t-il sommeil ?

L'enfant a-t-il mal à la tête (en dehors de la douleur du choc) ?

Si vous constatez un de ces symptômes, consultez dans les plus brefs délais. Présentez-vous aux urgences de l'hôpital le plus proche, on ne sait jamais.

La deuxième chose, c'est l'application de la glace à l'endroit du choc pour éviter la formation d'une bosse ou pour éviter que l'endroit du choc ne devienne trop enflé et douloureux. L'application de glace doit durer environ dix minutes.

Pendant ce temps, munissez-vous de vos huiles essentielles d'hélichryse italienne et de laurier noble et d'huile végétale d'arnica.

Dans votre main, mélangez une dizaine de gouttes d'huile végétale d'arnica, 2 gouttes d'hélichryse italienne et 2 gouttes de laurier noble. Appliquez en massage doux du bout des doigts à l'endroit de la contusion s'il n'y a pas de plaie ouverte. Sinon, c'est autour de la plaie qu'il faut appliquer le mélange.

Vous pouvez également administrer une dose homéopathique d'arnica 9 CH ou 10 granules au moment du choc puis 3 granules toutes les 2 heures.

Comme pour les écorchures, le traitement à base d'huiles essentielles doit être renouvelé 4 à 5 fois le premier jour puis 2 à 3 fois les jours suivants.

d. Les saignements de nez (Cf. recette n° 9)

Les saignements de nez sont très fréquents chez les enfants et tendent à diminuer à partir de l'adolescence.

Ils ont plusieurs origines :

Chez les enfants, la plupart du temps, ils sont provoqués par un coup à proximité ou sur le nez ou par un rhume. Le coup provoque la rupture de petits vaisseaux sanguins et en cas de rhume, on éternue, on se mouche, autant de traumatismes pour les vaisseaux de l'intérieur du nez.

Chez les adultes, ils peuvent être dus à la présence d'une tumeur telle qu'un fibrome, l'utilisation de drogue par voie nasale (par exemple la cocaïne), aux suites d'une intervention telle qu'une intubation récente, une fibroscopie, etc.

L'épistaxis chez l'enfant est une hémorragie impressionnante mais bénigne.

La première vérification à faire porte sur l'écoulement. Le sang s'écoule-t-il par une seule narine ou par les deux, voire la bouche en plus des deux narines ?

La deuxième vérification se fera après la prise en charge du saignement de nez.

Après avoir vérifié que l'écoulement est local et unilatéral, il est indispensable de ne pas renverser la tête en arrière comme on a tendance à le faire par réflexe. Il vaut mieux laisser l'écoulement se faire de façon naturelle au-dessus d'un lavabo ou d'un récipient en attendant de soigner l'enfant.

Préparer dans un flacon de 10 ml un mélange d'huile essentielle de ciste ladanifère, de géranium rosat et de bois de rose avec de l'huile végétale de millepertuis.

Fabriquer une mèche à l'aide d'une gaze stérile, y déposer 2 à 3 gouttes du mélange, l'introduire dans la narine et compresser pendant deux à trois minutes.

C'est au bout de ces deux à trois minutes que doit se faire la deuxième vérification.

L'épistaxis s'arrête-t-elle lorsqu'on compresse la narine ?

Si le sang s'écoule abondamment par les deux narines et même parfois par la bouche ou si la compression n'est pas suffisante pour stopper l'épistaxis, il est indispensable de consulter.

2. Les bobos quotidiens

Les bobos du quotidien sont ceux rencontrés de façon récurrente et qui peuvent être soignés ou soulagés par des méthodes naturelles.

Bien entendu, ces conseils ne remplacent pas une consultation chez le médecin ou le dentiste, encore moins une visite aux urgences si la gravité du problème le nécessite.

Seront donc abordés les brûlures légères, les ampoules, les plaies, les bleus, les maux de tête, les maux de dents, les troubles du transit, qu'il s'agisse de constipation ou de diarrhée, les dérèglements du cycle féminin et le sommeil.

a. Les brûlures (Cf. recette n° 10)

Elles sont classées selon 4 stades de gravité :

Le premier degré, le plus bénin peut être soigné à la maison sans problème. La peau a été échaudée ou chauffée, elle est rouge, sans cloques et sèche. L'exemple le plus commun est le coup de soleil.

Le second degré superficiel, un peu plus grave que le précédent, peut lui aussi être soigné à la maison, à condition que l'étendue de la brûlure ne dépasse pas 1/3 de la surface de l'épiderme. Pour exemple, le visage représente 1/3 à lui tout seul.

A ce stade, des cloques apparaissent, elles sont remplies d'un liquide clair. La brûlure est très douloureuse. Par exemple, lorsqu'on se brûle avec un fer à repasser ou les parois d'un four.

Le second degré profond nécessite déjà une visite chez un médecin ou aux urgences. A ce stade, les cloques sont blanchâtres et la brûlure est quasiment insensible. Les nerfs ont pu être touchés.

Enfin, le troisième degré nécessite obligatoirement une consultation. A ce stade, la plaie est brune ou noire, les chairs sont nécrosées, le pourtour de la plaie est gonflée et forme comme une bosse. La brûlure apparaît en creux par rapport au reste des tissus. La douleur est localisée autour de la lésion. Là aussi, les nerfs peuvent avoir été touchés. La probabilité est plus importante qu'au stade précédent. Les os eux aussi peuvent être atteints.

Il va de soi que la prise en charge d'une brûlure doit être rapide, quelle que soit sa gravité.

En cas de deuxième degré profond et de troisième degré, rendez-vous directement et le plus rapidement possible aux urgences.

L'étendue de la brûlure doit également être prise en compte.

Quant aux brûlures du premier et du second degré superficiel, elles peuvent facilement être soignées à la maison.

Comment s'y prendre pour soigner les brûlures du premier et du second degré superficiel ?

La première chose à faire, c'est refroidir la brûlure pour éviter que le feu s'étende. Pour cela, il suffit de passer la brûlure sous l'eau froide au moins 20 minutes.

Ensuite, selon le niveau de gravité, vous allez choisir le traitement qui convient le mieux.

Quel que soit le traitement choisi, vous devrez le suivre jusqu'à la disparition de la douleur ou jusqu'à ce que la brûlure soit guérie.

Pour les brûlures du premier degré de petite superficie, quelques gouttes d'huile essentielle de lavande aspic pures directement sur la lésion suffisent.

Si vous n'avez pas de lavande aspic, la lavande vraie ou fine fera l'affaire.

Pour les brûlures du premier degré étendues ou du deuxième degré superficiel, il faudra diluer l'huile essentielle de lavande dans une huile végétale neutre ou dans l'idéal, de l'huile de millepertuis. La dilution de l'huile essentielle permet de l'étaler sur une surface plus grande et de la maintenir plus longtemps sur la peau.

Les brûlures du deuxième degré doivent ensuite être protégées avec une gaze stérile maintenue par un bandage de façon à éviter que les cloques ne se percent et qu'une infection voire une septicémie s'ensuive.

Pour les coups de soleil, premier degré de gravité souvent étendu, une application locale d'huile de millepertuis suffit. Il vaut mieux passer l'huile de millepertuis le soir car il est vivement déconseillé de s'exposer au soleil après avoir appliqué de l'huile de millepertuis. Cette huile, photosensible, peut déclencher des œdèmes au niveau des parties les plus riches en mélanine (tâches de naissance, grains de beauté, etc.).

b. Les ampoules (Cf. recette n° 11)

Qu'est-ce qu'une ampoule ? C'est une poche pleine d'un liquide clair, le sérum. Ce liquide forme une couche sous la peau qui protège la lésion comme un coussinet, la maintenant dans une atmosphère très humide, propice à la cicatrisation et à la régénération de l'épiderme

Les ampoules sont provoquées par des pressions ou des frottements répétés ou excessifs, sur une partie du corps. En général, elles concernent les pieds lorsqu'on étrenne une nouvelle paire de chaussures ou les mains quand on bricole ou on jardine sans gants de protection.

Les ampoules peuvent être très douloureuses et parfois même handicapantes. Rappelez-vous les fois où vous ne pouviez plus marcher à cause d'une paire de chaussures trop serrées qui avait provoqué des ampoules au talon ou aux orteils !

On peut rencontrer 2 cas de figures et deux types d'ampoules.

- Premier cas de figure : l'ampoule est percée
- Deuxième cas de figure, elle ne l'est pas.

  o Premier type d'ampoule : elle est petite et peu douloureuse,
  o Deuxième type d'ampoule : elle est grosse et handicapante.

3 solutions s'offrent à vous.

* Première solution :

L'ampoule est petite et non percée : ne pas la percer, il suffit de la protéger avec un pansement.

* Deuxième solution :

L'ampoule est petite ou grosse et percée. Il faut la traiter de la même façon qu'une plaie. Nettoyer la lésion en découpant la peau avec une paire de petits ciseaux stérilisés à l'alcool, vaporiser de l'hydrolat de tea-tree et de lavande fine pour désinfecter et tamponner avec une gaze stérile. Enfin, protéger avec un pansement.

* Troisième solution :

L'ampoule est grosse et handicapante et non percée. Percer l'ampoule et traiter comme précédemment.

c. Le mal de tête (Cf. recette n° 12)

Il existe 2 types de maux de tête :

La céphalée et la migraine.

La céphalée se soigne relativement facilement et disparaît rapidement.

Quant à la migraine, elle est beaucoup plus douloureuse et revient de façon régulière.

La céphalée peut être d'origine nerveuse, digestive, hormonale (avant et pendant les règles par exemple), etc.

La migraine est généralement d'origine neurologique et en particulier liée à la microcirculation, elle peut aussi être ophtalmique.

Elle est souvent héréditaire et féminine (25 % des femmes contre 7 % des hommes sont sujets aux migraines).

Les symptômes de la migraine :

- 1 seul côté de la tête est douloureux,
- Des pulsations sont ressenties dans la tête, en rythme comme des battements de cœur,
- Les bruits et la lumière sont insupportables, on a de la peine à garder les yeux ouverts,
- On peut avoir des nausées, voire des vomissements.

Comment soulager un mal de tête ?

Pour une céphalée, c'est assez simple :

- Il faut masser les tempes et le front avec 1 goutte d'huile essentielle de menthe poivrée et 1 goutte d'huile essentielle de lavande vraie ou fine,
- Boire suffisamment d'eau,
- Prendre des hydrolats de menthe poivrée et de rose de Damas en traitement d'urgence, 1 cuillère à café de chaque hydrolat dans une tasse de type mug d'eau tiède à chaude. 3 à 4 tasses dans la journée.

Pour la migraine :

- Comme pour la céphalée, il faut masser les tempes et le front avec des huiles essentielles de menthe poivrée et de lavande vraie ou fine,
- Éviter les lumières et bruits violents,
- Prendre des hydrolats de menthe poivrée et de rose de Damas en traitement d'urgence,
- En plus, il faut mettre en place un protocole préventif et suivre un traitement de fonds à base d'hydrolats de menthe poivrée et de rose de Damas, c'est à dire 1 cuillère à soupe dans 1 litre d'eau à boire au cours de la journée. Le traitement de fond se fait par cures de 40 jours espacées de 40 jours.

Les céphalées ont des origines très diverses.

En cas de troubles fréquents, il est important d'en découvrir la cause, car elles peuvent cacher des affections telles que :

- Des troubles de digestion liés à un mauvais fonctionnement d'un des organes du système digestif,
- La présence d'un anévrisme,
- La fatigue oculaire, liée ou pas à l'utilisation d'écrans,
- Le stress,
- L'hypertension artérielle,
- Des problèmes circulatoires, voire cardiaques, etc.

Certaines de ces causes peuvent être graves. Les maux de tête, céphalées sont donc à surveiller de près.

d. Le mal aux dents (Cf. recette n° 13)

Il existe 3 types de douleurs dentaires :

- Les douleurs sans abcès,
- Les douleurs avec abcès,
- Les infections dentaires,

Quel que soit le type de douleur dentaire, il est indispensable de consulter un dentiste

Comment soulager un mal aux dents ?

Pour les douleurs dentaires sans abcès il faut badigeonner 2 gouttes d'un mélange d'huiles essentielles de clou de girofle et de menthe poivrée et d'huile végétale (macérât huileux) de millepertuis directement sur la gencive au niveau de la dent douloureuse avec un coton-tige 3 à 5 fois par jour pendant 2 à 3 jours maximum

Pour les douleurs dentaires avec abcès, soit vous badigeonnez 1 goutte d'huile essentielle de clou de girofle pure sur l'abcès, soit vous badigeonnez 5 gouttes d'un mélange d'huiles essentielles de clou de girofle, de lavande vraie ou fine, de laurier noble et d'huile végétale (macérât huileux) de millepertuis du bout du doigt 3 fois par jour pendant 2 à 3 jours directement sur l'abcès.

Pour une infection dentaire, il faut à la fois badigeonner un mélange d'huiles essentielles de clou de girofle, de camomille romaine, de laurier noble, de menthe poivrée, de thym à thymol et d'huile végétale de noisette ou de sésame directement sur la gencive au niveau de la dent infectée et appliquer le même mélange en massage sur la joue ou les lèvres au niveau de la dent infectée, 5 fois par jour pendant 3 à 5 jours maximum.

e. Les plaies (Cf. recette n° 14)

Il existe 2 types de plaies :

- Les plaies peu profondes,
- Les plaies profondes

Les plaies peu profondes sont d'origines diverses (coupures, irritations, etc.) et sont plutôt faciles à soigner.

Les plaies profondes, en particulier les coupures, peuvent nécessiter de recourir à des points de suture.

Elles doivent être soignées rapidement. Une visite aux urgences ou chez un médecin est recommandée.

Comment soigner une plaie ?

En premier lieu, il est indispensable de nettoyer méticuleusement et de désinfecter la lésion.

Pour cela, vaporisez de l'hydrolat de lavande vraie ou fine et de l'hydrolat de tea-tree directement sur la plaie, épongez avec une gaze stérile et débarrassez la plaie d'éventuels débris.

Ensuite, appliquez une goutte d'huile essentielle de lavande vraie ou fine diluée dans un peu de gel d'aloe vera pour favoriser la cicatrisation.

Enfin, protégez avec un pansement.

f. Les bleus (Cf. recette n° 15)

Il existe 2 niveaux de gravité : les ecchymoses et les hématomes.

Les ecchymoses sont légères et peu étendues. Elles se soignent facilement et disparaissent rapidement.

Les hématomes peuvent s'étendre sur une surface importante et « s'incruster » pour durer jusqu'à plusieurs mois.

Pour soigner une ecchymose légère et peu étendue, il faut d'abord poser une poche de glace. Ensuite, appliquer en massage sur la partie douloureuse, 4 à 6 gouttes d'un mélange d'huiles essentielles d'hélichryse italienne, de laurier noble et d'huile végétale (macérât huileux) d'arnica si la peau est saine.

Si la peau est abîmée, remplacer l'huile végétale d'arnica par de l'huile végétale (macérât huileux) de calendula (souci).

Le mélange doit être appliqué 4 à 6 fois par jour jusqu'à guérison, maximum 3 semaines.

Pour les hématomes récents, comme pour les ecchymoses, poser une poche de glace, ensuite, appliquer en massage sur la partie douloureuse, 4 à 6 gouttes d'un mélange d'huiles essentielles d'hélichryse italienne, de laurier noble et d'huile végétale (macérât huileux) d'arnica si la peau est saine.

Si la peau est abîmée, remplacer l'huile végétale d'arnica par de l'huile végétale (macérât huileux) de calendula (souci).

Le mélange doit être appliqué 4 à 6 fois par jour jusqu'à guérison, maximum 3 semaines.

Le nombre de gouttes et la durée du traitement seront déterminés en fonction de l'étendue et de la gravité du bleu.

Par exemple, pour une ecchymose peu étendue, 4 gouttes seront appliquées pendant 4 jours et pour un hématome plus gros, 6 gouttes seront employées pendant 6 jours.

Parfois, lorsque les bleus sont très petits, 1 goutte d'huile essentielle d'hélichryse italienne pure directement sur la zone douloureuse suffit. Parfois même, cela arrête la formation du bleu.

Si l'hématome est ancien, le même traitement est utilisé mais sur un temps plus long, jusqu'à plusieurs mois. Dans ce cas, il est important de respecter des fenêtres thérapeutiques et d'appliquer les huiles essentielles 5 jours sur 7 ou 3 semaines sur 4.

g. <u>Les troubles du transit (Cf. recette n° 16)</u>

Ils sont de deux types : la constipation et la diarrhée. Dans le premier cas, le transit est trop lent. Dans le deuxième cas, il est trop rapide.

La constipation peut être d'origine nerveuse ou alimentaire mais peut aussi être due à d'autres causes, physiologiques.

Une constipation récurrente peut entraîner des complications telles que l'occlusion intestinale, les hémorroïdes ou la fistule anale.

Les origines de la diarrhée sont également nerveuse et alimentaire mais elles peuvent aussi être infectieuse et physiologique.

Il existe plusieurs types de diarrhées : les diarrhées spasmodiques, aiguës et chroniques.

La complication principale liée à une période de diarrhée est la déshydratation. Elle peut aussi provoquer des irritations au niveau de l'anus et des hémorroïdes.

Comment soigner un trouble intestinal ?

- En adaptant l'alimentation, en privilégiant les fibres (légumes et fruits crus) en cas de constipation, en consommant du riz et des carottes cuites en cas de diarrhée.
- Par une hydratation suffisante. Dans les deux cas, il est important de boire suffisamment de l'eau, des bouillons de légumes ou des infusions.

Grâce à l'hydrolathérapie : en cas de diarrhée spasmodique, 1 cuillère à soupe d'hydrolat de basilic tropical diluée dans un litre d'eau répond à deux problématiques : l'hydratation et la diminution des spasmes.

- Par l'aromathérapie.

    Pour la constipation, 8 gouttes d'un mélange d'huiles essentielles de coriandre, de basilic tropical, de marjolaine, de menthe poivrée et d'huile végétale de noisette en massage sur le ventre. A répéter selon les besoins.

    Pour la diarrhée infectieuse, 8 gouttes d'un mélange d'huiles essentielles de thym à thujanol, de tea-tree, de lemongrass, de basilic tropical, de gaulthérie couchée et d'huile végétale de noisette, en massage sur le ventre, autant de fois que de besoin, 5 à 6 fois par jour maximum.

    Quant à la diarrhée spasmodique, deux gouttes d'huile essentielle de fenouil doux ou de basilic tropical, pure ou diluée en massage sur le ventre plusieurs fois par jour suffisent à stopper les spasmes et à ralentir le travail de l'intestin

- Grâce aux probiotiques,
- Par toute autre thérapie naturelle.

h. <u>Les dérèglements des menstruations</u>

Il existe différents dérèglements :

- Du cycle,
- De l'intensité des pertes,
- De la douleur.

Les dérèglements peuvent être dus :

- A un dérèglement hormonal,
- A l'utilisation d'une contraception mécanique,
- Etc.

Comment résoudre les dérèglements ?

- Pour les dérèglements du cycle, c'est à dire si les cycles sont trop courts ou trop longs ou bien si les règles sont absentes :

  La gemmothérapie peut être très efficace : diluez 15 gouttes de bourgeons de framboisier dans un peu d'eau une fois par jour pendant 1 mois, à renouveler si nécessaire.

- En cas de problème lié à l'intensité des pertes :

  Il existe une solution de Phytothérapie : prendre 3 à 4 tasses par jour d'infusion d'alchémille, jusqu'à régulation.

- Si les dérèglements entraînent des douleurs au niveau du ventre et/ou des ovaires :

  La solution réside dans l'aromathérapie : 2 gouttes pures d'huile essentielle d'estragon, en massage sur le bas-ventre, 2 à 4 fois par jour.

i. <u>Le sommeil</u>

Le sommeil est un facteur indispensable pour rester en bonne santé.

Il existe divers troubles du sommeil :

- Les difficultés d'endormissement,
- Les réveils nocturnes.

Les origines des troubles du sommeil peuvent être :

- Le stress,
- Le fait de ressasser sans arrêt des événements, des situations vécues dans la journée, le fait d'angoisser au sujet de son emploi du temps du lendemain, ce que l'on appelle le carrousel mental,
- Les difficultés de digestion.

Comment venir à bout des troubles du sommeil ?

En premier lieu, il faut manger léger le soir :

- Des aliments simples, voire un seul type d'aliments, comme pour une monodiète.

  > Une monodiète dure en général entre 3 jours et une semaine. Un seul type d'aliment est consommé par jour à volonté, sans attendre les horaires habituels des repas.

  > Les aliments pouvant composer une monodiète sont les légumes verts, les soupes de légumes, les compotes de fruits sans sucre. Eviter toutefois les tomates trop acides et les choux qui fermentent,

- Pas de protéines animales.

Ensuite, prendre le temps de calmer son rythme :

- Éteindre les écrans au moins 1 heure avant le coucher (télévision, ordinateur, tablette, téléphone),
- Avoir une activité relaxante (lecture, musique douce, promenade, etc.).

Il existe des aides naturelles pour rétablir un cycle de sommeil normal :

- L'hydrolathérapie :

Diluer 1 cuillère à café d'hydrolat de néroli (fleurs d'oranger) et d'hydrolat de camomille romaine dans une tasse d'eau tiède à chaude (environ 30 cl) et boire 1 heure avant de se coucher

- L'aromathérapie :

Appliquer 1 goutte d'huile essentielle de petit grain bigaradier à l'intérieur des poignets et respirer à fond. Appliquer également 1goutte sur le plexus solaire.

- Pour le carrousel mental, les Fleurs de Bach sont très efficaces :

Administrer la fleur White chestnut (marronnier blanc) en traitement d'attaque (1 goutte directement sous la langue une fois par jour) pendant 1 semaine puis en traitement de fond (2 gouttes diluées dans un flacon de 30 ml d'eau de source, prendre 4 gouttes de la dilution 4 fois par jour) à partir de la semaine suivante.

Pour créer un environnement favorable à un sommeil serein, quelques conditions doivent être respectées :

- Aérer régulièrement et suffisamment la chambre,
- Conserver la chambre à une température entre 18 et 20 °C,
- Diffuser des huiles essentielles : de lavande vraie ou fine et de petit grain bigaradier, pendant 10 minutes, 1 heure avant le coucher.

3. La santé au fil des saisons

A chaque saison son rythme propre et des répercussions sur l'organisme, que ce soit par

- La baisse du système immunitaire,
- Les attaques bactériennes ou virales,
- Les pathologies liées directement à la température extérieure...

> ...ou bien à cause des excès plus artificiels, souvent d'ordre coutumier créés par l'être humain (au moment des fêtes de fin d'année par exemple).

Pour aider l'organisme à passer le cap au mieux des changements de saisons, il est nécessaire d'adapter l'alimentation et, au besoin, de recourir aux compléments alimentaires.

Normalement, avec une nourriture saine, bio de préférence, en consommant des fruits et légumes de saison, l'organisme dispose de tous les nutriments nécessaires à son bon fonctionnement.

A. Le printemps

C'est la saison où l'on se rend compte que les jours rallongent. Bien que les minutes s'ajoutent aux minutes depuis le mois de janvier, cela devient plus évident à partir du mois de mars.

La température extérieure augmente, la nature se réveille, les arbres fleurissent, les plantes bourgeonnent, la vie reprend son cours.

Le rythme naturel augmente pour tous les êtres vivants. Les animaux sortent de la léthargie de l'hibernation et l'homme sent dans ses veines une nouvelle vitalité.

C'est le moment où l'organisme a besoin de se réveiller.

Comment faire pour réveiller l'organisme en douceur ?

D'abord, pratiquer un drainage général de l'organisme. Contrairement aux fois précédentes, ne pas se contenter de drainer le foie et le système digestif.

Manger des produits frais de saison, qui sont bien entendu les mieux adaptés.

Et enfin, dynamiser le corps.

De quelle façon ?

a. <u>Drainage de l'organisme</u>

Le drainage général de l'organisme se fera avec des remèdes de phytothérapie :

- Les infusions de pissenlit et de queues de cerises sont de très bonnes aides au drainage du système urinaire.
- Le jus de bouleau à boire tout au long de la journée est très efficace pour l'élimination des toxines.
- Il y a aussi d'autres solutions toutes prêtes, disponibles dans les pharmacies et boutiques bio contenant de l'aubier de tilleul, de l'aloe vera, du radis noir, etc.
- L'alimentation de saison est parfaite pour apporter au corps ce dont il a besoin.

Au printemps, des légumes frais sont disponibles sur les étals, tels que les asperges qui sont diurétiques, les radis dont la racine et les fanes qui contiennent des vitamines et du fer peuvent être consommées, les salades vertes, les petits pois, les fèves qui peuvent être mangés crus et apporter toutes leurs vitamines, etc.

Il y a également sur les étals de marchés et dans les jardins des fruits frais tels que les cerises et les fraises, gorgées de vitamines A et C.

Ces produits de saison ont en général des propriétés diurétiques (asperges, cerises pour leurs queues en infusion), et constituent un apport vitaminique naturel important du fait que la plupart des fruits et légumes peuvent être consommés crus (à part les asperges).

b. <u>Redynamisation du corps</u>

Il ne reste plus qu'à dynamiser son corps. Comment s'y prendre ?

Déjà, par l'alimentation comme nous venons de le voir.

Ensuite, en apportant d'autres micronutriments tels que les oligo-éléments, les minéraux (fer, zinc), les vitamines A, C, D et E, des oméga 3 et 9, et en renouvelant la flore intestinale.

Pour apporter les micronutriments à l'organisme, il y a plusieurs solutions :

- Les compléments alimentaires tels que la spiruline, des complexes vitamines et minéraux, etc.
- Les vitamines naturelles apportées par la consommation de fruits et légumes de saison comme nous venons de le voir, apportent principalement des vitamines A et C ; la lumière du soleil apporte de la vitamine D à condition de s'exposer à la lumière du jour 30 minutes quotidiennement. Enfin, la vitamine E, présente dans l'huile de tournesol consommée crue dans l'assaisonnement des crudités ainsi que dans l'huile de foie de poisson.
- Les Omega 3 et 9 :

Les Oméga 3 sont ceux dont l'organisme a le plus besoin car ils ne sont pas présents dans tous les aliments, contrairement aux Oméga 6. Les Oméga 3 sont présents dans les poissons gras tels que le saumon, le thon, la sardine, le flétan, le maquereau), dans les huiles de colza, de noix, de cameline à condition qu'elles soient extraites par pression à froid.

Les Oméga 9 sont principalement contenus dans l'huile d'olive, vierge obtenue par première pression à froid.

Le jeu consiste donc à mélanger régulièrement les huiles pour les assaisonnements.

Enfin, pour le renouvellement de la flore intestinale, la solution réside dans la prise de probiotiques.

B. L'été

L'été est la plus chaude des saisons. Là aussi, les produits de saison sont particulièrement adaptés.

Il fait chaud, on transpire, on se déshydrate. Les fruits sont gorgés d'eau et de vitamines. Ce sont les pêches, les melons, les pastèques, les tomates, etc. Les légumes eux aussi apportent ce dont nous avons besoin : les salades, les concombres, les courgettes, les aubergines, etc.

Du point de vue de la déshydratation, en consommant des produits de saison et en buvant suffisamment d'eau par ailleurs, le risque est minime.

Par contre, voilà revenu le temps des barbecues, des aliments salés qui associés à la chaleur, peuvent provoquer de la rétention d'eau, surtout chez les femmes, à l'origine de la sensation de jambes lourdes.

a. Les coups de soleil

Il s'agit du premier inconvénient de l'été.

Pas besoin d'aller s'allonger à la plage pendant des heures pour attraper un coup de soleil. Une exposition prolongée sans protection suffit, que l'on soit en train de jardiner, de se promener, de boire un verre en terrasse d'un café, etc.

La première chose à faire, comme pour les brûlures, c'est de rafraîchir la partie du corps qui a été atteinte. Une douche fraîche apporte une sensation de bien-être immédiat.

Parallèlement au rafraichissement externe, il faut aussi s'hydrater en buvant soit de l'eau, soit une infusion. Chaude ou froide, la boisson est indispensable.

A la sortie de la douche, après s'être séché, une application d'huile de millepertuis va apporter une sensation de fraîcheur et va nourrir en profondeur l'épiderme. Ses propriétés reconnues pour soigner les brûlures font des merveilles sur les coups de soleil. Par contre, il ne faut pas s'exposer au soleil après une application d'huile de millepertuis car elle est photo sensibilisante et provoque des œdèmes. Si vous souhaitez sortir, recouvrez les parties du corps traitées, restez à l'ombre ou attendez le soir…

b. Les jambes lourdes

Il s'agit d'un problème typiquement féminin. Encore un que les hommes ne connaissent pas.

Après une journée très chaude, il arrive qu'une lourdeur soit ressentie dans les jambes, à la limite de la douleur. On peut y remédier rapidement de la façon suivante :

- D'abord, il va falloir rafraîchir les jambes. Sous la douche, passer la douchette d'eau froide sur les jambes, en partant de la malléole externe de la cheville, remonter lentement jusqu'au genou puis redescendre par le côté interne de la jambe jusqu'à la cheville.

  Répéter sur l'autre jambe. Pour les plus courageux qui ne craignent pas l'eau froide, il est possible de monter jusqu'à la hanche et de redescendre par l'aine jusqu'à la cheville.

  En sortant de la douche, ne pas frotter car cela ravive la chaleur. Tamponner doucement.

  Puis, dans le creux de la main, mélanger une noix de gel d'aloe vera et 2 gouttes maximum d'huile essentielle de menthe poivrée.

Appliquer ce mélange sur la première jambe par effleurement de bas en haut. Recommencer pour l'autre jambe.

Enfin, si vous le pouvez, allongez-vous par terre ou sur un lit et appuyez vos jambes contre le mur, en équerre, les pointes des pieds vers le plafond. Restez ainsi 20 à 30 minutes.

C. L'automne

C'est la saison où la luminosité baisse, où certains animaux se préparent à hiberner.

Le rythme général de la nature ralentit.

L'être humain ne fait pas exception. Le métabolisme subit lui aussi un ralentissement général et une baisse de l'énergie.

Avec la baisse de la luminosité, le taux de vitamine D diminue. La vitamine D entre dans le fonctionnement du système immunitaire.

La baisse des températures, associée aux éléments que listés plus haut, entraîne une diminution de notre bouclier naturel contre les infections de toutes sortes, qu'elles soient d'origine bactériennes ou virales.

A l'automne, notre organisme a besoin de ralentir le rythme. Lui fournir tout ce dont il a besoin et lui faciliter la tâche va permettre à notre corps de canaliser son énergie sur l'essentiel : le changement de saison.

L'automne étant la saison charnière qui est censée nous préparer aux rigueurs de l'hiver, il est important de suivre un processus de régénération.

Cela passe par une première phase de nettoyage, puis par une phase de renforcement des défenses immunitaires.

a. Faire place nette

Avant de prendre à bras le corps notre vitalité et remettre notre organisme sur les bons rails, il est indispensable de nous débarrasser de tout ce qui est superflu.

Nous allons commencer par adapter notre alimentation en prenant en compte le ralentissement du métabolisme.

Il faudra ensuite débarrasser le corps des résidus indésirables accumulés au cours de l'été par une alimentation riche en graisses animales (barbecue, pique-nique pas toujours très équilibrés) et/ou par les sucres issus des glaces, cocktails, sodas et autres apéritifs qui ont été transformés en graisses et qui enveloppent nos cellules.

L'alimentation sera la plus simple possible pour aider le système digestif à se reposer un peu. Les recettes ne seront pas compliquées. En effet, plus les plats sont élaborés, plus les ingrédients sont nombreux et plus le système digestif force pour faire son travail. La cuisson se fera à la vapeur, au grill, au four, à la poêle, à l'autocuiseur, en soupe, ou en purée...

Tous les types d'aliments sont nécessaires (sauf pour ceux qui sont végétariens, bien sûr).

Manger de préférence :

- Des légumes et des fruits crus ou cuits de saison,
- Des viandes maigres comme le veau ou la volaille,
- Des poissons même gras comme le saumon ou le thon.

Accompagner les plats avec :

- Des féculents : les pommes de terres peuvent être consommées en purée ou au four. Les pâtes et le riz ne doivent pas être éliminés mais les produits complets sont à privilégier. Enfin, en ce qui concerne le pain, il doit être limité mais pas supprimé. Par contre, une tranche de pain complet viendra en remplacement de la portion de féculents ou de légumes secs.
- Des vinaigrettes pour la salade avec des huiles de première pression à froid (d'olive, de noix, de colza, etc.) et du vinaigre de cidre ou un jus de citron bio.
- Des légumes secs (lentilles, flageolets, etc.) en petite quantité avec une viande maigre ou un poisson et une salade verte.

Compléter l'apport nutritionnel en consommant des fruits secs à coques (amandes, noisettes, noix, etc.). L'automne est aussi la saison des châtaignes qui apportent peu de lipides, de l'amidon, du manganèse, du zinc, du fer, du phosphore et des vitamines.

Les plus courageux peuvent entreprendre une monodiète pendant quelques jours pour favoriser une élimination plus rapide.

Les huiles essentielles et la phytothérapie sont à même d'apporter une aide précieuse tout au long du processus, monodiète ou non. Les draineurs que sont le desmodium, le radis noir, les queues de cerises ou le pissenlit sont en vente libre dans les pharmacies et les magasins bios, sous forme d'infusions, de gélules ou en vrac.

Le nettoyage de l'organisme peut durer entre une et trois semaines, selon le cas.

b. <u>Renforcer son système immunitaire</u>

Après la phase de détoxification, une reminéralisation de l'organisme est indispensable. Il existe de nombreux compléments alimentaires contenant des minéraux et oligo-éléments.

La spiruline par exemple renferme du zinc, du fer, du calcium, du phosphore, de la vitamine E antioxydante, de la vitamine A (béta carotène) et de la vitamine B12. Elle est vendue séchée en paillettes ou en comprimés.

Attention toutefois, la spiruline est déconseillée aux femmes enceintes ou allaitantes ainsi qu'aux personnes sujettes aux crises de goutte.

Pour renforcer son système immunitaire, les probiotiques apportent un complément de bactéries endogènes aux intestins souvent dépeuplés.

En phytothérapie, une plante est considérée comme celle de l'entrée de l'hiver : l'échinacée. Elle protège des rhumes et des infections des voies respiratoires supérieures.

Le shiitake est également bien connu pour ses propriétés stimulantes du système immunitaire. De plus, il est antioxydant et aide à lutter contre le mauvais cholestérol. Pourquoi s'en priver ?

Ensuite, boire de l'eau pour bien s'hydrater et se promener régulièrement dans la nature pour profiter de ses bienfaits participe à conserver la vitalité et donc la bonne santé.

Enfin, bien dormir et se relaxer permettent de recharger les batteries. L'importance du repos est indéniable. Sans repos, l'organisme s'épuise. Il est donc plus fragile et plus vulnérable.

c. Se protéger contre la grippe

Chaque année, l'épidémie de grippe sévit en général entre les mois d'octobre et avril avec un pic épidémique entre décembre et mars.

Pour ceux qui ne souhaitent pas se faire vacciner, il y a des solutions alternatives :

- L'aromathérapie : 2 gouttes d'huiles essentielles de Romarin 1,8 cinéole et Ravensara, 2 fois par jour sur un ½ sucre ou dans une cuillère de miel.

    Dès septembre et jusqu'à la fin de l'épidémie de grippe, cinq jours sur sept.

- L'homéopathie est également très efficace pour se prémunir contre les attaques virales de l'hiver.

D. L'hiver :

L'hiver, la température extérieure baisse. Les chauffages sont rallumés, on vit dans des ambiances confinées, au contact de personnes pouvant servir de vecteurs à des virus et bactéries.

C'est la saison des épidémies virales de grippe ou de gastro-entérite.

Avant toute chose, se laver les mains fréquemment permet de réduire au maximum le risque de contagion.

Ensuite, afin de créer les conditions favorables à une bonne santé l'hiver, il est important d'assainir l'environnement, au travail comme à la maison.

a. <u>Assainir l'environnement</u>

Première chose à faire : aérer chaque pièce de la maison ou de l'appartement, au moins cinq minutes par jour. Ces quelques minutes sont suffisantes pour faire rentrer de l'air neuf et évacuer les polluants qui envahissent tous les jours les habitations.

Ensuite, diffuser des huiles essentielles de sauge, de niaouli, de clou de girofle (maximum 10 gouttes en tout dans le diffuseur) 30 minutes par jour pendant les périodes d'épidémies de grippe ou de gastro-entérite aident à se prémunir via les voies respiratoires aériennes contre les virus de l'hiver.

Vous trouverez également dans le commerce des sprays aux huiles essentielles très efficaces pour créer une ambiance agréable et débarrasser l'environnement des bactéries et moisissures susceptibles d'altérer votre santé. Ces sprays sont en vente dans les pharmacies et dans les magasins bios.

Enfin, faire brûler des feuilles de sauge, des baies de genièvre et des clous de girofle dans un encensoir a le même effet en moins puissant toutefois et avec en plus le désagrément que peuvent produire des matières en combustion.

b. **Combattre la grippe (Cf. recette n° 17)**

Malgré toutes les précautions, il arrive que l'on attrape la grippe. Dans ce cas-là, il n'y pas grand-chose à faire. S'agissant d'un virus, normalement, votre médecin ne vous prescrira pas d'antibiotiques et vous devrez attendre que la maladie suive son cours.

Là où la médecine allopathique est impuissante, l'aromathérapie est particulièrement efficace.

Donc, n'hésitez pas à utiliser des huiles essentielles de ravintsare, laurier noble, eucalyptus radié et thym à thujanol en massage sur le torse, le long de la colonne vertébrale et au niveau des surrénales, 8 fois par jour pendant 3 jours.

Dans le même temps, prendre une goutte d'huile essentielle de ravintsare et une goutte d'huile essentielle d'eucalyptus radié sur un ½ sucre ou mieux, dans une cuillère de miel de lavande ou de romarin.

c. Soulager le mal de gorge

Pour le mal à la gorge, qu'il s'agisse d'une angine, d'une laryngite, d'une trachéite ou d'une pharyngite, là aussi, les huiles essentielles peuvent apporter un soulagement. Quelques gouttes d'un mélange d'huiles essentielles de thym à thujanol, de tea tree et de menthe poivrée, par voie orale dans une cuillère de miel de lavande ou de romarin, ainsi que par voie cutanée au niveau de la gorge pendant 3 jours auront raison de la douleur.

Vous pouvez aussi confectionner un sirop à base de figues sèches et de sucre auquel vous ajouterez si vous le souhaitez 2 gouttes d'huile essentielle de thym à thujanol.

d. Traiter un rhume

On dit que quoi qu'il arrive, un rhume dure 7 jours ... A condition de le laisser s'installer.

Si, dès les premiers symptômes, vous prenez sur un ½ sucre une goutte d'huile essentielle de ravintsare et une goutte d'huile essentielle d'eucalyptus radié 3 fois par jour, vous arrêterez facilement la progression du rhume.

Si toutefois cela ne suffit pas, déposez 1 goutte d'huile essentielle de ravinstare, une goutte d'huile essentielle de bois de rose, une goutte d'huile essentielle tea-tree et menthe poivrée sur un mouchoir et respirez-le plusieurs fois par jour pour dégager le nez et les sinus.

e. Venir à bout d'une gastro-entérite

La gastro-entérite fait partie des incontournables affections hivernales. En général, les pics épidémiques se situent aux alentours des fêtes de fin d'année. Parfois, le virus apparaît à d'autres périodes.

Quels sont les symptômes ?

- Des spasmes gastriques et/ou intestinaux,
- Une diarrhée aiguë,
- Des nausées, voire des vomissements,
- Parfois de la fièvre.

Diarrhée, fièvre et vomissements entraînent rapidement un état de déshydratation, à surveiller surtout chez les personnes les plus fragiles (bébés et personnes très âgées).

Il est donc indispensable de bien s'hydrater, boire beaucoup d'eau mais pas uniquement. Consommer à volonté des bouillons de légumes, des infusions de camomille, de verveine, de thym ou de romarin. Eviter l'alcool et les excitants tels que le café et le thé.

L'alimentation doit être adaptée :

Éviter les aliments acides (tomates, choux, etc.) qui peuvent provoquer des aigreurs d'estomac ainsi que des douleurs gastriques, les fruits et légumes crus, riches en fibres qui favorisent l'élimination des selles et donc la diarrhée.

Privilégier le riz, les pâtes, les carottes cuites, la compote de fruits tels que les pommes, les poires et les coings), les yaourts natures, les poissons maigres à la vapeur ou au court-bouillon, le jambon blanc, etc.

Les aides naturelles :

- L'hydrolathérapie : 1 cuillère à soupe d'hydrolat de cannelle de Ceylan et 1 cuillère à soupe d'hydrolat de basilic diluées dans une bouteille d'1 litre d'eau à boire tout au long de la journée permettent de répondre à trois exigences : l'hydratation (eau), l'affaiblissement du virus (cannelle) et la diminution des spasmes (basilic).
- L'aromathérapie : 2 gouttes d'huile essentielle de fenouil doux ou de basilic tropical en massage sur le ventre réduisent les spasmes gastriques et intestinaux, ralentissent le travail de l'intestin et donc le nombre de selles. Le massage se fait en partant du nombril, dans le sens des aiguilles d'une montre.

L'huile essentielle peut être utilisée pure ou diluée selon la sensibilité de la personne.

1 goutte d'huile essentielle de gingembre par voie orale sur un sucre réduit les nausées et les vomissements.

f. Les lendemains de fêtes (cf. recette n° 18)

Au lendemain des fêtes de fin d'années, après les excès d'alcool et de nourriture, on se sent lourd, fatigué, vaseux.

Le foie a fonctionné à plein régime et, souvent, a eu du mal à filtrer la totalité des déchets qui ont été accumulés lors de repas de famille et réveillons composés de victuailles très grasses, très sucrées et de multiples alcools.

Il est donc indispensable de nettoyer le foie de façon à l'aider à récupérer sa fonction de filtre dans de bonnes conditions.

Durant la semaine qui suit les derniers excès (et peut-être les deux semaines, selon l'étendue des dégâts), procéder de la façon suivante :

- Adapter l'alimentation : plats simples, avec le moins possible de graisses animales, légumes crus et cuits hormis les choux de Bruxelles, difficiles à digérer, fruits crus et cuits, poissons maigres à la vapeur ou en papillote, volaille grillée sans la peau, etc.
- Prendre tous les matins à jeun un jus de citron bio infusé. La recette est simple. Prendre 1 citron bio que l'on fait infuser toute une nuit dans une casserole d'eau. Le citron doit être recouvert mais pas plus. Le lendemain matin, couper le citron en 2 et en extraire le jus et l'ajouter à l'eau de cuisson. En boire 1 verre de 25 cl environ. Le reste peut être conservé dans une bouteille en verre au réfrigérateur quelques jours.
- La monodiète est aussi recommandée à ce moment de l'année.
- Le drainage du foie passe par la prise de compléments alimentaires tels que le desmodium, le radis noir et l'artichaut. Il existe des complexes de phytothérapie contenant les trois à la fois.

Comme à l'automne, la phase de drainage est obligatoirement suivie d'une phase de reminéralisation et de reconstitution de la flore intestinale.

Les astuces contre la gueule de bois :

Pour les nausées et lourdeurs d'estomac, déposez une goutte d'huile essentielle de carotte sur le dos de la main et lapez-la. En prendre toutes les deux heures si nécessaire.

Pour la vitalité, posez une goutte d'huile essentielle de citron et une goutte d'huile essentielle de menthe poivrée à l'intérieur d'un des poignets, frottez l'autre poignet de façon que les deux faces internes des poignets soient imprégnées de ce mélange puis rapprochez les deux poignets du nez et respirez profondément.

Le mélange de la menthe poivrée et du citron donne un coup de fouet, réveille.

Chapitre IV – Les recettes pratiques

Les bébés sont très fragiles. Les recettes du paragraphe A « Les nourrissons » ont été réalisées en tenant compte de leur vulnérabilité. Il est impératif de suivre les posologies à la lettre et de ne les dépasser sous aucun prétexte afin de ne pas produire l'effet inverse de celui escompté et nuire à leur santé.

Les recettes du paragraphe B « A l'école » ont été rédigées pour les enfants de plus de six ans. Pour les adapter aux enfants de 3 à 6 ans, diviser la posologie par 2. Pour l'adapter aux adultes, la multiplier par 2.

Les recettes des autres paragraphes sont prévues pour les adultes et adolescents. Elles ne doivent pas être administrées aux enfants.

Les huiles essentielles ne doivent pas être utilisées chez les enfants de moins de 3 ans, les femmes enceintes et allaitantes sans avis préalable d'un thérapeute. Les recettes ne se substituent pas à une consultation médicale ou dentaire.

Si lors d'utilisation d'huiles essentielles un peu de produit coule dans les yeux, ne pas rincer à l'eau. Nettoyer avec une huile végétale.

Les hydrolats sont des produits très doux qui peuvent être administrés sans crainte aux plus jeunes.

Les produits naturels sont très efficaces, qu'il s'agisse d'huiles essentielles ou d'hydrolats, de teintures-mères ou de macérâts glycérinés de bourgeons ou de jeunes pousses. Toutefois, en cas de persistance des troubles, il est indispensable de consulter un professionnel de la santé.

4. Les bouts de choux

E. Les nourrissons

Recette n° 1 - Les coliques des bébés

* Bébés nourris au biberon :

Ajouter 1 cuillère à café d'hydrolat de camomille romaine dans le biberon de l'enfant 2 fois par jour.

* Bébés allaités :

Vaporiser de l'hydrolat de camomille romaine directement sur les mamelons de la maman avant la tétée deux fois par jour.

Recette n°2 – Les poussées dentaires

* Hydrolathérapie :

Vaporiser de l'hydrolat de camomille romaine plusieurs fois par jour dans la bouche.

* Aromathérapie :

Dans un flacon de 30 ml, mélanger 3 gouttes d'huile essentielle de clou de girofle et 4 gouttes d'huile essentielle de camomille romaine. Compléter avec de l'huile végétale (macérât huileux) de millepertuis.

Utiliser en massage du bout du doigt 2 à 3 gouttes maximum à la fois, à raison de 2 à 3 fois par jour.

Le traitement ne doit pas dépasser une semaine.

Recette n° 3 - Les difficultés d'endormissement des nourrissons

- Hydrolathérapie :

Diluer 1 cuillère à café d'hydrolat de fleurs d'oranger ou néroli dans un biberon d'eau tempérée le soir.

- Aromathérapie :

Mettre quelques gouttes (maximum 5 de chaque) d'huiles essentielles de petit grain bigaradier et de lavande vraie dans un diffuseur. Diffuser dans la chambre pendant 10 minutes, une heure avant le coucher.

F. A l'école

Recette n° 4 – Shampooing répulsif anti-poux

Dans un flacon de 5 ml mélanger :

- 25 gouttes de lavande fine ou vraie,
- 25 gouttes de romarin à cinéole,
- 25 gouttes de romarin camphré,
- 25 gouttes de genévrier,
- 25 gouttes de géranium rosat.

Verser 3 gouttes du mélange dans une dose de shampooing doux et laver normalement.

Appliquer également une goutte pure au niveau des tempes et quelques gouttes en friction sur le cuir chevelu.

Le traitement préventif doit être quotidien pendant la période du pic épidémique, 3 semaines maximum sur un mois.

Recette n° 5 - Cataplasme curatif anti-poux

Dans un flacon de 30 ml mélanger :

- 4 gouttes de lavandin super,
- 4 gouttes de tea-tree ou arbre à thé,
- 10 ml d'huile d'olive,
- 10 ml de vinaigre d'alcool blanc

Appliquer sur le cuir chevelu et les cheveux. Entourer la tête de plastique (charlotte, film étirable alimentaire, ou bonnet de bain). Laisser poser 20 minutes.

Passer le peigne fin pour éliminer les poux et les lentes.

Le cataplasme curatif doit être appliqué régulièrement pendant la période d'infestation, environ une fois par semaine jusqu'à disparition complète.

Recette n° 6 – Traitement curatif anti-poux

Dans un flacon de 10 ml mélanger :

- 2 ml (50 gouttes) de lavandin super,
- 1 ml (25 gouttes) de Tea tree ou arbre à thé,
- 1 ml (25 gouttes) de romarin à cinéole,
- 0,5 ml (12 gouttes) de cèdre de l'Atlas.

Appliquer quelques gouttes deux soirs de suite sur la nuque, l'arrière des oreilles et à plusieurs endroits sur le cuir chevelu.

Garder toute la nuit.

Passer le peigne fin pour éliminer les poux et les lentes et faire un shampooing répulsif.

Le traitement curatif doit être régulier pendant la période d'infestation, renouvelé toutes les semaines jusqu'à disparition complète.

Recette n° 7 – Les écorchures et autres plaies

- Sur la plaie :

Nettoyer la plaie avec une gaze stérile et en vaporisant de l'hydrolat de lavande vraie et de tea-tree. Un mélange des deux hydrolats peut être fait au préalable et versé dans un vaporisateur propre et sec.

En cas de saignement important, vaporiser aussi de l'hydrolat de ciste ladanifère.

Appliquer du gel d'aloe vera régénérant cutané et cicatrisant.

Protéger avec un pansement.

- Autour de la plaie :

Appliquer 1 goutte d'huile essentielle d'hélichryse italienne diluée dans un peu de gel d'aloe vera ou d'huile végétale (amande douce ou arnica).

Le traitement de l'écorchure doit être renouvelé autant de fois que nécessaire.

Recette n° 8 – Les bleus et bosses

S'il s'agit d'un coup à la tête, vérifier qu'il n'y a pas de saignement, surveiller l'enfant (maux de tête, vomissements, vertiges) en cas de doute sur la gravité du choc, aller consulter un médecin ou rendez-vous aux urgences.

Appliquer 1 poche de glace à l'endroit du choc pendant une dizaine de minutes.

Appliquer 2 gouttes d'hélichryse italienne et 2 gouttes de laurier noble diluées dans de l'huile végétale d'arnica, 5 fois par jour le premier jour puis 2 à 3 fois par jour le lendemain. Réduire à une fois par jour ensuite.

Le traitement ne doit pas dépasser une semaine.

Il peut être complété par de l'arnica en interne sous forme de granules homéopathiques (demander au pharmacien).

Recette n° 9 – Les saignements de nez

Contrairement à ce qu'on est tenté de faire, ne pas renverser la tête en arrière mais laisser le sang s'écouler dans un premier temps.

Dans un flacon de 10 ml mélanger :

- 3 ml (75 gouttes) d'huile essentielle de ciste ladanifère,
- 2 ml (50 gouttes) d'huile essentielle de géranium rosat,
- 1 ml (25 gouttes) d'huile essentielle de bois de rose,
- Compléter le flacon avec de l'huile végétale de millepertuis.

Déposer 2 à 3 gouttes sur une mèche faite à partir d'une gaze stérile. L'introduire dans la narine et compresser pendant deux à trois minutes.

5. Les bobos quotidiens

Recette n° 10 – Les brûlures

Si la plaie présente des cloques blanchâtres ou une coloration brune ou noire, si la brûlure est en creux et les tissus environnants gonflés et si la douleur est localisée ou bien en cas de doute sur la gravité de la brûlure, se rendre directement aux urgences.

Placer la brûlure sous l'eau tiède ou froide pendant environ 20 minutes et, selon la gravité :

- Brûlure 1er degré de petite envergure :

Appliquer 1 à 2 gouttes d'huile essentielle de lavande aspic.

- Brûlure 1er degré étendue :

Appliquer 2 à 3 gouttes d'huile essentielle de lavande aspic diluées dans une huile végétale neutre ou de l'huile (macérât huileux) de millepertuis.

- Brûlure 2ème degré superficiel :

Appliquer 2 à 5 gouttes d'huile essentielle de lavande aspic diluées dans de l'huile de millepertuis.

Pour protéger la plaie, poser une gaze stérile maintenue par un bandage.

Le traitement doit être poursuivi jusqu'à guérison.

- Coups de soleil :

Appliquer simplement de l'huile de millepertuis après la douche le plus tôt possible après l'exposition au soleil.

Recette n° 11 – Les ampoules

Les ampoules sont des poches remplies de liquide clair. Elles sont stériles tant qu'elles ne sont pas percées. Le liquide qu'elles contiennent est du sérum qui maintient la plaie dans un milieu humide de façon à faciliter la régénération de l'épiderme.

- Cas n° 1 – l'ampoule est petite, peu douloureuse et non percée

Ne pas percer. Se contenter de protéger avec un pansement.

- Cas n° 2 – l'ampoule est percée, grosse ou petite

Débarrasser la plaie des peaux mortes grâce à une paire de petits ciseaux préalablement désinfectée à l'alcool

Appliquer une goutte d'huile essentielle de lavande aspic diluée dans un peu de gel d'aloe vera. Ne pas le faire pénétrer complètement.

Protéger avec un pansement.

- Cas n°3 – l'ampoule est grosse, handicapante et non percée.

Percer l'ampoule et la traiter comme le cas n° 2.

Le traitement doit être poursuivi jusqu'à ce que l'épiderme se soit reconstitué.

Recette n° 12 - Le mal de tête

2 types de maux de tête :

- Cas n° 1 - la céphalée :

Appliquer en massage au niveau des tempes et au-dessus des sourcils 1 goutte d'huile essentielle de menthe poivrée et 1 goutte d'huile essentielle de lavande vraie ou fine.

Boire au moins 7 verres d'eau dans la journée pour éviter la déshydratation.

Prendre par voie orale 1 cuillère à café d'hydrolat de rose de Damas et 1 cuillère à café d'hydrolat de menthe poivrée diluées dans un verre d'eau de source toutes les 30 minutes.

- Cas n° 2 - la migraine :

Idem ci-dessus.

En traitement de fond, diluer 1 cuillère à soupe d'hydrolat de rose de Damas et 1 cuillère à soupe d'hydrolat de menthe poivrée dans 1 litre d'eau et en boire toute la journée. La cure doit durer 40 jours. A renouveler après un arrêt équivalent.

Cette recette soigne les symptômes. Il est important de découvrir la cause des maux de tête car ils peuvent être le résultat d'une maladie infectieuse ou non.

Les causes des maux de têtes sont diverses : mauvaise digestion, anévrisme, fatigue oculaire, stress, hypertension artérielle, problèmes circulatoires, etc. Certaines de ces causes peuvent être graves.

Recette n° 13 - Le mal aux dents

3 types de maux de dents :

- Cas n° 1 - la douleur sans abcès :

Dans un flacon de 10 ml, mélanger 2 ml (50 gouttes) d'huile essentielle de clou de girofle, 0,5 ml (12 gouttes) d'huile essentielle de menthe poivrée, compléter avec de l'huile (macérât huileux) de millepertuis.

Appliquer 2 gouttes en massage sur la zone douloureuse. A renouveler si nécessaire.

- Cas n° 2 - l'abcès :

Badigeonner 1 goutte d'huile essentielle de clou de girofle avec un coton-tige 3 à 5 fois par jour pendant 2 à 3 jours maximum.

Ou

Dans un flacon de 10 ml, mélanger 1 ml (25 gouttes) d'huile essentielle de clou de girofle, 1 ml d'huile essentielle de lavande vraie, 1 ml (25 gouttes) d'huile essentielle de laurier noble, compléter avec de l'huile (macérât huileux) de millepertuis.

Badigeonner l'abcès avec 5 gouttes du bout du doigt 3 fois par jour pendant 2 à 3 jours.

- Cas n° 3 - l'infection dentaire :

Dans un flacon de 10 ml, mélanger 1 ml (25 gouttes) d'huile essentielle de clou de girofle, 1 ml (25 gouttes) d'huile essentielle de camomille romaine, 1 ml (25 gouttes) d'huile essentielle de laurier noble, 0,5 ml (12 gouttes) d'huile essentielle de menthe poivrée, 0,5 ml (12 gouttes) d'huile essentielle de thym à thymol, compléter avec de l'huile de noisette ou de sésame.

Appliquer en massage sur la gencive de la dent infectée et sur la joue au niveau de la dent infectée 5 fois par jour pendant 3 à 5 jours maximum.

En cas d'abcès ou d'infection dentaire, il est indispensable d'aller consulter un dentiste.

- En prévention :

Pour éviter les caries et conserver des gencives saines, diluer 1 cuillère à café d'hydrolat de tea-tree dans un verre d'eau et s'en rincer la bouche après le brossage des dents.

Recette n° 14 – Les plaies

Selon l'origine de la plaie et sa gravité, une visite aux urgences peut être nécessaire. Si la plaie est profonde elle peut également être suturée. Ne pas hésiter à consulter.

- Sur la plaie :

Nettoyer la plaie avec une gaze stérile et en vaporisant de l'hydrolat de lavande vraie et de tea-tree. Un mélange des deux hydrolats peut être fait au préalable et versé dans un vaporisateur propre et sec.

En cas de saignement important, vaporiser aussi de l'hydrolat de ciste ladanifère.

Appliquer 1 goutte d'huile essentielle de lavande vraie diluée dans du gel d'aloe vera régénérant cutané et cicatrisant.

Protéger avec un pansement.

- Autour de la plaie :

Appliquer 2 gouttes d'huile essentielle d'hélichryse italienne diluée dans un peu de gel d'aloe vera ou d'huile végétale d'arnica.

Le traitement de la plaie doit être renouvelé autant de fois que nécessaire.

Recette n° 15 - Les bleus

Cette fiche complète celle intitulée bleus et bosses dans le chapitre "à l'école".

Bien entendu, les recommandations portant sur les coups à la tête sont valables tant pour les enfants que pour les adultes.

- Hématomes récents :

Appliquer 1 poche de glace à l'endroit du choc pendant une dizaine de minutes.

Ensuite, si la peau est saine, mélanger dans un flacon de 10 ml, 3 ml (75 gouttes) d'huile essentielle d'hélichryse italienne et 2 ml (50 gouttes) d'huile essentielle de laurier noble. Compléter avec dans de l'huile végétale d'arnica.

Si la peau est abîmée, remplacer l'huile végétale d'arnica par de l'huile végétale de calendula. Appliquer 4 à 6 gouttes du mélange sur l'hématome 4 à 6 fois par jour.

Le traitement ne doit pas dépasser trois semaines.

Il peut être complété par de l'arnica en interne sous forme de granules homéopathiques (demander au pharmacien).

- Hématomes anciens :

Le traitement peut durer plusieurs mois. Dans ce cas, respecter un arrêt d'une semaine entre deux périodes de trois semaines.

Recette n° 16 - Les troubles du transit

La première médecine est l'alimentation ; la carence ou l'excès de fibres végétales peuvent être à l'origine de troubles intestinaux.

Une flore intestinale déficiente ou insuffisante suite à un traitement par antibiotiques par exemple peut également en être la cause.

La flore peut être reconstituée grâce à des probiotiques, vendus en pharmacie et à conserver au réfrigérateur.

Pour aider à régler le problème :

- Constipation :

Dans un flacon de 30 ml, mélanger 4 ml (100 gouttes) d'huile essentielle de coriandre, 4 ml (100 gouttes) d'huile essentielle de basilic tropical, 4 ml (100 gouttes) d'huile essentielle de marjolaine, 2 ml (50 gouttes) d'huile essentielle de menthe poivrée, compléter avec de l'huile végétale de noisette.

Appliquer 8 gouttes du mélange en massage sur le ventre. A répéter selon les besoins.

- Diarrhée infectieuse :

Dans un flacon de 30 ml, mélanger 6 ml (200 gouttes) d'huile essentielle de thym à thujanol, 6 ml d'huile essentielle de tea-tree, 4 ml (100 gouttes) d'huile essentielle de lemongrass, 4 ml d'huile essentielle de basilic tropical, 1 ml (25 gouttes) d'huile essentielle de gaulthérie couchée, compléter avec de l'huile végétale de noisette. En massage sur le ventre, autant de fois que de besoin, 5 à 6 fois par jour maximum.

- Diarrhée spasmodique :

2 gouttes d'huile essentielle de fenouil doux ou de basilic tropical, pures ou diluées en massage sur le ventre, autant de fois que de besoin, 3 à 4 fois par jour maximum.

6. <u>La santé nature au fil des saisons</u>

<u>Recette n° 17 – Traitement contre la grippe</u>

La grippe étant un virus, la médecine allopathique n'a d'autre solution que de faire tomber la fièvre avec du paracétamol et attendre que le virus disparaisse. Là où la médecine traditionnelle est inefficace, l'aromathérapie apporte des solutions.

- En interne :

Déposer une goutte d'huile essentielle de ravintsare et une goutte d'huile essentielle d'eucalyptus radié sur un support (cuillère de miel, ½ sucre, pastille neutre, etc.).

Laisser fondre dans la bouche 4 fois par jour.

- Par voie cutanée :

Dans un flacon de 10 ml, mélanger 5 ml (125 gouttes) d'huile essentielle de ravintsare, 2 ml (50 gouttes) d'huile essentielle de laurier noble, 2 ml (50 gouttes) d'huile essentielle d'eucalyptus radié, et 1 ml (25 gouttes) d'huile essentielle de thym à thujanol.

Appliquer en massage sur le thorax et dans le dos pendant 3 jours.

10 gouttes du mélange pour les adultes, 5 gouttes diluées dans 5 gouttes d'huile végétale pour les enfants de plus de 3 ans, 3 gouttes diluées dans 5 gouttes d'huile végétale pour les bébés de 3 mois à 3 ans.

Pour les bébés et les enfants, le traitement sera appliqué 6 fois par jour et 8 fois pour les adultes.

Ou

Dans un flacon de 10 ml, mélanger 2 ml (50 gouttes) d'huile essentielle de ravintsare, 2 ml (50 gouttes) d'huile essentielle d'eucalyptus radié, 2 ml (50 gouttes) d'huile essentielle de laurier noble et 2 ml (50 gouttes) d'huile essentielle de tea-tree.

Appliquer le mélange en massage léger le long de la colonne vertébrale, au niveau des surrénales et sur le thorax pendant 2 jours.

8 gouttes du mélange pour les adultes, 4 gouttes pour les enfants de plus de 3 ans et 2 gouttes pour les bébés entre 3 mois et 3 ans.

Le traitement sera appliqué 6 fois par jour pour les adultes et 4 fois pour les bébés et les enfants.

Recette n° 18 - Repartir du bon pied

Après un drainage du foie, la remise en route de l'organisme demande un petit coup de pouce :

- Phytothérapie :

Spiruline : elle contient des oligo-éléments, des minéraux et des vitamines. Utilisée séchée, elle est disponible sous forme de paillettes ou de comprimés. Sous forme de paillettes, elle peut être ajoutée directement sur les aliments ou réhydratée et mélangée à des préparations froides. La cure doit durer au moins 2 semaines.

- Autres conseils :

Prendre des probiotiques de façon à reconstituer la flore intestinale.

Les probiotiques doivent être conservés au réfrigérateur et pris à distance des repas, au moins 45 minutes. Pour la posologie, se conformer aux conseils du fabricant. Le traitement doit durer maximum 2 semaines.

Chapitre V - Les noms des plantes

Noms usuels	Noms scientifiques
Aconit	Aconitum napellus
Ail	Allium sativum
Alchémille	Alchemilla vulgaris
Armoise	Artemisia vulgaris
Arnica	Arnica montana
Basilic tropical	Ocimum basilicum
Belladone	Atropa belladonna
Bergamote	Citrus bergamia
Bois de rose	Aniba rosaeodora

Noms usuels	Noms scientifiques
Camomille allemande	Matricaria officinalis
Camomille romaine	Chamaemelum nobilis ou Anthemis nobile
Cannelle de Ceylan	Cinnamomum zeylanicum
Cèdre de l'Atlas	Cedrus atlantica
Ciste ladanifère	Cistus ladaniferus
Citron	Citrus spp limon
Clou de girofle	Eugenia caryophyllus
Coriandre	Coriandrum sativum
Cyprès de Provence	Cupressus sempervirens

Noms usuels	Noms scientifiques
Datura	Datura stramonium
Digitale	Digitalis purpurea
Echinacée	Echinacea purpura
Estragon	Artemisia dracunculus
Eucalyptus globuleux	Eucalyptus globulus
Eucalyptus radié	Eucalyptus radiata
Fenouil doux	Foeniculum vulgare var. dulce
Framboisier	Rubus idaeus

Noms usuels	Noms scientifiques
Gaulthérie couchée	Gaultheria procumbens
Genévrier	Juniperus communis
Géranium rosat	Pelargonium Graveolens cv Egypte
Gingembre	Zingiber officinale
Gingko biloba	Gingko biloba
Giroflier (clou de girofle)	Eugenia caryophyllus
Hélichryse italienne (immortelle)	Helichrysum italicum
Laurier	Laurus nobilis
Lavande aspic	Lavandula latifolia
Lavande vraie ou fine	Lavandula angustifolia

Noms usuels	Noms scientifiques
Lavandin super	Lavandula burnatii super
Lemongrass	Cymbopogon flexuosus ou citratus
Mandarine	Citrus Reticulata
Marjolaine	Origanum majorana
Menthe poivrée	Mentha piperita
Millepertuis	Hypericum perforatum
Neroli	Citrus aurantium spp aurantium (fleurs)
Niaouli	Melaleuca quinquenervia
Noisette	Corylus avellana
Origan	Origanum vulgare

Noms usuels	Noms scientifiques
Petit grain bigaradier	Citrus aurantium spp aurantium (feuilles)
Ravensara	Ravensara aromatica
Ravintsare	Cinnamomum camphora
Romarin camphré	Rosmarinus officinalis L. camphoriferum
Romarin à cinéole	Rosmarinus officinalis cineoliferum
Rose de Damas	Rosa damascena
Sariette des montagnes	Satureja montana
Sauge sclarée	Salvia sclarea
Sésame	Sesamum indicum
Souci	Calendula officinalis

Noms usuels	Noms scientifiques
Tanaisie	Tanacetum vulgare
Tea-tree (arbre à thé)	Melaleuca alternifolia
Thym à thymol	Thymus vulgaris thymoliferum
Thym à thujanol	Thymus vulgaris thujanoliferum

Chapitre VI – Bibliographie

- « *Herbes aromatiques*», Andrew Mikolavski, éditions Marabout, février 2008 ;
- « *L'aromathérapie* », Dr Jean Valnet, éditions Maloine SA, juin 2008 ;
- « *La phytothérapie* », Dr Jean Valnet, éditions Vigot, le livre de poche, juillet 2008 ;
- « *Mes bonnes plantes et mes bonnes herbes* », Pierrette Nardo, éditions Rustica, 2008, France Loisirs, 2009 ;
- « *L'herboristerie* », Patrice de Bonneval, éditions DesIris, juin 2009 ;
- « *Ma bible des huiles essentielles* », Danièle Festy, éditions France Loisirs, mars 2010 ;
- « *Petit larousse des plantes médicinales* », collectif, éditions Larousse, août 2010 ;
- « *L'hydrolathérapie* », Lydia Bosson, éditions Amyris, mars 2012 ;
- « *L'aromathérapie exactement* », Pierre Franchomme, Roger Jollois et Daniel Plénoël, éditions Roger Jollois, juin 2013.

- Site internet http://www.larousse.fr/dictionnaires/francais
- Site internet http://fr.wikipedia.org

Chapitre VII – Lexique

Termes	Définitions
A.G.E. :	Acide gras essentiel
Allopathie :	Médecine classiquement employée dans les pays occidentaux. Cette façon de soigner se base sur l'administration de médicaments contenant des substances actives.
Aromathérapie :	Utilisation des plantes médicinales sous forme d'huiles essentielles à des fins thérapeutiques.
Artériosclérose :	Terme général pour désigner l'épaississement de la paroi artérielle, quelle qu'en soit l'origine.
Athérosclérose :	Forme d'artériosclérose, dans laquelle des plaques d'athérome se forment au niveau de la couche interne des artères.
Astringent :	Se dit d'une substance qui resserre et assèche les tissus, et peut faciliter leur cicatrisation.
Blennorragie :	La blennorragie, aussi appelée gonorrhée, est une infection sexuellement transmissible très contagieuse causée par une bactérie pathogène, appelée familièrement « *chaude-pisse* ».

Termes	Définitions
Ct :	Abréviation de « *chémotype* » : précision apportée à l'huile essentielle permettant de définir la ou les molécule(s) biochimiquement active(s) et majoritaire(s).
Cystite :	Inflammation de la vessie le plus souvent d'origine bactérienne.
Décoction :	Les plantes sont plongées dans l'eau froide, portées à ébullition et maintenues à température entre 2 et 15 minutes.
Dyspepsie :	Trouble digestif fonctionnel se caractérisant par des nausées, éructations, brûlures gastriques, perte d'appétit, etc.
Emménagogue :	Régulateur des règles.
Galactogène :	Qui favorise la lactation.
Gemmothérapie :	Médecine naturelle utilisant les bourgeons, jeunes pousses et radicelles des plantes sous forme de macérâts glycérinés plus ou moins dilués.
Hydrosoluble :	Soluble dans l'eau.

Termes	Définitions
Infusion :	L'eau est d'abord portée à ébullition. Les plantes sont plongées dans l'eau bouillante hors du feu et maintenues dans l'eau jusqu'à ce que sa température permette au liquide chargé de principes actifs d'être bu.
Leucorrhée :	Synonyme de pertes blanches.
Liposoluble :	Soluble dans l'huile.
Lithiases :	Synonyme de calculs.
Mastose :	Affection bénigne non inflammatoire qui se présente généralement sous forme de kyste ou d'adénofibrome au niveau des seins. Cela se traduit par des douleurs et une sensation de tension, surtout avant et pendant les règles. Très fréquente à partir de 40 ans.
Mucolytique :	Fluidifiant bronchique ou expectorant destiné à diminuer la viscosité du mucus.
Neurasthénie :	État de fatigabilité physique et psychique extrême
Ombelle :	Inflorescence dans laquelle les fleurs, petites et nombreuses, sont toutes dans un même plan horizontal, portées par des pédoncules partant tous du même point de la tige.

Termes	Définitions
Pétiole :	Petite queue reliant la feuille à la tige des plantes.
Phytothérapie :	Médecine naturelle utilisant les plantes médicinales sous forme d'infusions, décoctions, teintures mères, et autres formes thérapeutiques (comprimés, gélules, spray pour le nez, suppositoires, préparations).
Pruine :	Couche cireuse qui recouvre certains végétaux.
Pyélonéphrite :	Infection urinaire d'origine majoritairement bactérienne et touchant le parenchyme d'un des reins et le bassinet sous-jacent. La principale bactérie responsable est Escherichia coli.
Salpingite :	Inflammation d'une, ou plus souvent des deux trompes de Fallope. Il s'agit d'une infection fréquente, profonde et potentiellement grave, souvent due à une infection sexuellement transmissible et qui risque d'entraîner un problème de fertilité.
Teintures mères :	La teinture mère est obtenue par macération de plantes médicinales dans de l'alcool (rapport de 50g plantes pour 10 cl d'alcool) pendant environ 3 semaines.

Remerciements

En premier lieu, je voudrais remercier ma sœur, Michèle Arménio, pour m'avoir fait confiance en tant que thérapeute et m'avoir aidé à y croire.

Je remercie aussi ma famille pour m'avoir soutenue, Catherine Kart du Réseau Bien-être pour m'avoir donné l'idée de regrouper toute la documentation et les recettes de santé nature que j'avais rédigées et d'en faire un livre, ainsi que Marie-Noëlle Gineste pour avoir accepté de relire cet ouvrage.

Enfin, je remercie mes collègues, mes proches et moins proches pour m'avoir encouragée, volontairement ou pas, à emprunter la voie de la santé nature et du bien-être sur laquelle je me sens si bien aujourd'hui.

A PROPOS DE L'AUTEUR

Françoise Arménio se passionne depuis très longtemps pour la nature et tout ce qu'elle est capable d'apporter à chacun au quotidien.

Pour vivre en harmonie avec ses convictions profondes, l'auteur n'a pas hésité à reprendre ses études pour devenir naturopathe.

Elle exerce depuis 2013 dans le département de l'Aveyron, où elle assure des consultations de naturopathie mais aussi de coach de vie.

Depuis 2014, elle anime des ateliers et propose des soins relaxants du visage.

Cet ouvrage est son premier livre. Il est issu de ses expériences et regroupe le contenu de ses différents ateliers ainsi que des monographies de plantes qu'elle a réalisées pour son site internet.

Table des matières

www.ingramcontent.com/pod-product-compliance
Lightning Source LLC
Chambersburg PA
CBHW040820180526
45159CB00001B/11